你·不·知·道·的

自然療法

寶石能量給你的

10 個身心靈療癒 & 9 個開運方法

Eddie · YoYo —— 著

自序
Preface

寶石在人類歷史中已歷經數千年，從古埃及時代的文物中即可發現。寶石不僅應用在裝飾和權力象徵，在古代的祈福儀式更是魔法和力量的來源，其實仔細思考也是符合邏輯，石頭長年在地底經過各種壓力淬煉成形形色色的寶石，而寶石成形累積的各種壓力成為能量的主要來源，和我們人類的年齡相較之下，我們除了顯得微不足道外，寶石能量遠遠超過我們的身體能量，差別是現今尚未有儀器可以完整偵測出來，但我們卻不能直接否定寶石能量的存在，只能說人類的科技還有許多進步的空間。

女巫 YoYo，是我的愛妻也是我接觸身心靈的啟蒙老師，她教導我透過水晶寶石來認識精靈，而精靈是地球的原住民，因為我們人類的過度發展，他們已逐漸被趕到高山、森林、湖泊和海裡，但是精靈喜愛寶石的心是不變的，透過寶石和精靈達成協助，請他們為我們完成人生的目標與夢想。非常感謝 YoYo 讓我學習到許多身心靈課題，啟發我的靈性，更開心我們擁有最可愛的兩個兒子：小米菓和小 q 比，有了他們讓我更有信心和責任開創美好未來。

好友 Kenny，是我人生中另一個貴人，他是 GIA GG 寶石鑑定師，更帶領我從專業領域來認識寶石。全世界每天有不少人完成鑑定師資格，但我相信鮮少有鑑定師從事第一線寶石研究工作，因為以目前的科技發展，每一年都有不少新的人工寶石製造技術產生，而這些技術除了要掩人耳目讓寶石看起來更天然真實外，最重要就是要騙過寶石鑑定師的眼睛，甚至鑑定儀器。Kenny 每年花不少時間在國外研究這些技術，就是要突破目前寶石學術研究所追不上科技速度的瓶頸，所以他不僅有鑑定師的資格，最珍貴的是他有鑑定的智慧，不論多新的仿造技術鮮少逃過他的法眼，此外，Kenny、我和 YoYo 三人也是同年同月同日生。

這本書另外要感謝的是我的同事寶貴，她也是我生命中另一位貴人，在她的溝通協調下，我的書才得以順利完成，此書推出之時她已順利生下一子，祝福她真正經歷人生重要的旅程。

我從事身心靈工作以來，一直和寶石有密切關係，它不僅是自己能量的來源，它也能幫助我判斷客人和居家辦公室的氣場，它更是我淨化時的得力助手，也能幫助客人完成他們許的願望，當自己壓力大和情緒低落時，更有賴它來釋放平衡我的壓力。這幾年我也透過許多講座、課程和活動，來分享如何與寶石能量做連結，這本書能夠圓滿完成，裡頭很多個案故事都是這些客人朋友們提供的分享，非常感謝你們的支持和回饋。

《莊子內篇養生主》：「吾生也有涯，而知也無涯。以有涯隨無涯，殆已。」意指我們生命是非常有限的，而知識是無窮盡，以有限的生命來追求無窮盡的知識，這是非常危險。在現今追求物質社會裡的我們，早已迷失自我，每天汲汲營營消耗精力，大家都為追逐所謂絕對權力和力量，但這是錯誤的。人生最重要的目標應是探求平衡，萬物皆有運作道理，一切都是比較出來，沒有光明哪有黑暗，寶石成形需經年累月數百萬年，這裡頭內藏許多無限力量無限可能，我們需要的其實很簡單也不多，

寶石能量就是最便利最能提供我們身心靈平衡的最佳天然聖物。

畢竟，我們人類和寶石都是這世界大地的一份子。

祝福各位讀者

思想產生能量，能量啟發思想！

特別聲明

書中所提及關於身體療癒的內容，我還是要再三提醒及強調，身體的病痛，
應以醫學、科學為優先處理的方式，寶石能量僅適合做為輔助工具，不應
本末倒置而影響身體健康。

Chapter.1 寶石能量提升你的自癒力

寶石能量小學堂 Part.1

Chapter.2 寶石能量改善你的運勢

寶石能量小學堂 Part.2

Chapter.3 寶石精靈 & 寶石儀式

寶石儀式

附錄 ── 寶石故事

Chapter.1

寶石能量
提升你的自癒力

我們透過五官認識這個花花世界，在多種媒體豐富交集刺激下，讓我們產生自我的認知，遇到任何資訊會第一時間觸及內心世界，非常直覺地做出連結和聯想，舉例來說，看到玫瑰花，我們會聯想到浪漫或是愛情等辭彙，建構出一套對於事物的既定認知。

面對各式各樣的寶石，我們同樣會產生一些聯想。大多數的寶石無色無聲無味[1]，所以我們只能依賴視覺來感受寶石，以大家最能感同身受的例子，多數人熟悉的粉晶，它讓人直接聯想到愛情相關的話題，這個強烈的相關就是我們和寶石連結最直接的鐵證。連結最重要的精神在於我們看到寶石時內心的反應，反應代表某種自然的約定，也是我們和寶石之間的信賴橋樑，簡單來說，就是大家常掛在嘴邊的緣份。

一談到緣份，我就必須提到另一種大家經常忽略的寶石連結媒介，那就是大地、寶石與人類之間的三角關係。寶石能量的傳遞過程經常需要以大地為媒介，寶石存在大地裡，我們人類從大地而生，三者之間息息相關，這就是一種渾然天成的自然契約。不只是寶石能量與人類的連結，事實上許多東西方的民間信仰、神祕學、魔法和身心靈冥想都非常強調大地居中讓人類和諸多能量產生連結的觀點。接下來介紹的寶石儀式和寶石祈福都是利用這個概念進行，讓我們和寶石能量共生，產生不可

思議的治癒力。透過我們和寶石連結，寶石能量療癒力才能直接對症而有功效。

接下來，請各位讀者靜下心來，將思緒移轉到自己的身體，感受身體能量的脈動，如此一來，才能理解寶石能量進入我們的身體時，如何去感受它和引導它到身體不舒服的地方。身體最重要的神經系統即中樞神經，它區分為脊髓和腦，脊髓從尾椎向上延伸至後腦延髓，我們可以想像它是能量的最大通道，就像是一條又寬又直的大河，身體所有能量必須藉由它的分流導引到任何部位，促進身體能量的流動，換句話說，只要我們能掌握好中樞神經的疏通，就能掌握大多數能量的流動和方向。

最後我要提醒各位，寶石能量療癒是一種身心靈維護的過程，透過能量的流動舒緩身心靈的不適。但是，它不能作為疾病治療的主力，遇到急症時仍需請專業醫生診療。當我們面對重大疾病的侵襲，寶石能量所扮演的角色，是降低我們內心對疾病的恐懼，提供強而有力的信念面對迎戰它。

1. 部分寶石帶有特殊氣味，例如有硫磺味道的黃鐵礦；有些水晶內含水和空氣，稱水膽，部分水膽水晶在搖晃時會有水流聲。

貧血

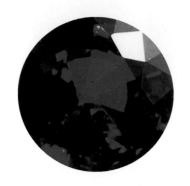

療癒寶石：紅石榴子石

其它相同功能寶石：

紅瑪瑙	黃色綠柱石	菱錳礦	紅碧玉	紅寶石

寶石能量：活化氣血、增強意志力和專注力。

病因：除了大量失血外，大數貧血都是紅血球或血紅素低於正常值，導致攜氧能力下降所引起的症狀。

病徵：疲倦、頭昏、意識不清。

案例實錄

第一次見到林同學時，我就留下很深刻的印象，她眉頭深鎖，表情看起來心事重重。林同學的體型瘦小，好像只要被風一吹，就會被吹到兩公里外的瘦弱感，接近慘白的皮膚下，微微浮現顏色分明的青筋，散發出一種讓人忍不住想關心地問：「妳還好嗎？」的氣質。

於是，我還是用了「妳還好嗎？哪裡不舒服？」當做開場白，林同學氣若游絲地以近乎唇語的方式回答：「頭」，我實在是聽不清楚也摸不著頭緒，林同學的媽媽在一旁見狀，馬上替女兒更詳盡的解釋情況。

林媽媽說，因為女兒現在正逢準備大學入學考試的階段，為了考上心目中理想的學校，經常熬夜讀書，三餐時間也不正常，加上本來的個性就容易緊張，即使是休息時間，腦子也停不下來，幾乎二十四小時腦子裡充斥著考試、考試、考試。

一個月過去，原本就容易頭暈貧血的體質，症狀變本加厲，還在家裡暈倒過兩次，幸好休息一下，就沒有大礙。

我從林媽媽焦急的眼神中，可以看出她擔心女兒健康狀況迫切的心情，於是轉而先安慰她：「林媽媽，妳放心，我們一起來想辦法改善林同學的症狀。」林媽媽聽我這麼一說，彷彿如釋重負，鬱積在心底的壓力瞬間獲得解脫，一口氣將情緒發洩出來，直說自己好後悔。因為非常希望女兒能夠滿足自己的期望，考上國立的大學，所以經常性督促叮嚀女兒「快去讀書」，或是神經質地質問女兒「這個準備了沒？那個準備了沒？」，把壓力往女兒身上推，將女兒現在的身心狀況，歸咎到自己頭上。即使如此，嘴上還是唸著，希望女兒考上好學校。

話還沒有說完，林媽媽突然抓住我的手，說：「老師，希望你能幫幫我女兒。」我回握住林媽媽的手，要她寬心。接著，我開始解釋該如何幫助林同學。做任何事情，一定要將身體維持在健康的狀態，考試這種如臨大敵的非常時期，更是不例外，這樣的觀念人人都懂，卻常常被忽略。

再者，考運也是影響考試很關鍵的因素，很多人認為考運無法操控，其實不然，考運和健康、情緒的關係密不可分，因為我們對事情的看法和意志，會影響未來發生的事物。也就是說，

如果我們能保持健康的身心狀態，擁有強而堅定的意志，考運就會順著這樣的思考，產生能量，創造和召喚正向的事物，考運自然順利。反之，錯誤的觀念往往換來外在的不良處境。以林同學的例子來說，過度的壓力逼迫自己達到目標，導致身體機制的失衡，考運怎麼樣都不會好。

我告訴林同學和林媽媽，在改善考運之前，應該先將健康和體力復原，恢復身體的能量，才有餘力應付考試。否則，即使幫助林同學提升考運，沒有精力考試，也是枉然。首先，我請林同學和林媽媽，務必先放下心中高度的壓力，設法讓自己的身體放鬆。

接著，為了改善林同學的貧血症狀，我請她坐在椅子上，在她的人中、手腕分別塗上能量精油，並點上線香和銅缽，讓她放鬆情緒。在林同學放鬆的過程中，我一邊準備兩顆直徑兩公分的紅石榴子石，因為紅石榴子石是標準火元素能量的寶石，具有強烈的寶石能量，它能帶給人體源源不絕的力量，但是林同學當時的身體狀態太虛弱，不能直接用手握住，必須等到她身體放鬆和心情平靜之後，才能讓寶石的能量慢慢地作用。

大約經過十分鐘，我才將紅石榴子石交給林同學。請她將雙手分別手心朝上放在大腿，各握住一顆紅石榴子石，並將眼睛閉上，靜下心來。在寶石能量的作用之下，林同學的臉，從近乎

一張白紙的臉色，兩頰漸漸地浮現出紅潤的血色，吸氣吐氣的頻率也愈來愈和緩，我在一旁配合她的呼吸，將過度的情緒壓力等負面能量，引出她的身體。

等到林同學的呼吸完全和緩下來之後，我請她睜開眼睛，這時候她的眼神，已經沒有三十分鐘前的死氣沉沉，整個眼睛呈現發亮的狀態，好像漫畫裡加上星星的眼睛。一直在旁邊目不轉睛的林媽媽，看到女兒前後的轉變，也大吃一驚，臉上總算綻放出笑容，直向我道謝，還一邊對寶石的神奇能量嘖嘖稱奇。

我問林同學：「現在感覺怎麼樣？」和剛來時的微弱聲音大不同，林同學以元氣十足地聲調回答：「現在覺得身體很輕鬆，頭也不暈了。」接著，開心地露出久違的笑容。

在林同學返家之前，我特別交代她，今天讓自己休息一天，不要看書，也不要去想考試，和家人吃一頓營養均衡的晚餐，早點休息，充足睡眠。考試就像是一場考驗耐力的馬拉松比賽，將自己的體力和精神維持在一個基本的水平，同時保持適度的壓力和正確的價值觀，不讓得失心轉化成高壓，才是贏得最終勝利的關鍵。此外，我也適時提醒林媽媽，在旁陪伴即可，不要施予女兒過多的壓力，以免適得其反，身體搞壞了，考試也不順利。

兩顆紅石榴子石也交到林同學手上，讓她帶回去，告訴她，如果當貧血症狀又出現的時候，可以試著讓自己靜下心來，將紅石榴子石握在手心，讓寶石能量強化心性，緩解身體的不適，如此一來，就能更勇敢地面對挑戰。

經過兩個月，我接到林同學的電話，電話的那頭傳來喜悅的笑聲，不斷地謝謝我的幫忙，讓她如願考上理想中的學校，我在電話這頭，也淺淺地笑了。寶石的能量總是在潛移默化之中，產生化學作用，如果你選擇相信，這種能量就彷彿如影隨形，幫助你面對生活中的挑戰。

寶石
療癒法 1

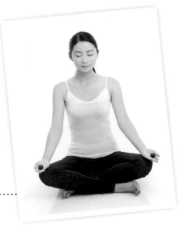

將寶石置於掌心輕放（或握住），感受
寶石能量透過掌心經過肩膀流進胸口。

寶石
療癒法 2

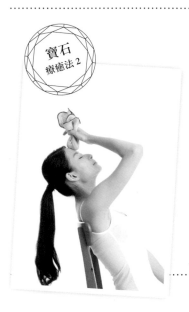

1 準備一塊擰乾的溼布，將寶石裹
進溼布中間包緊。

2 坐在椅子上，將身體靠著椅背後
仰，額頭稍微朝上。

3 將包好寶石的溼布置於額頭眉心上
方，感受寶石能量如流水般進入大
腦裡，順著中樞神經流進全身。

---

1 身體放鬆平躺。

2 將寶石置於胸口劍突下方處
（太陽神經叢），感受寶石
能量源源不絕進入全身。

寶石
療癒法 3

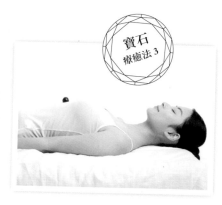

·寶石小故事·
Garnet

石榴子石的拉丁名稱來自種子，原因是石榴子石原礦宛如一顆顆種子般在岩層裡，因而得名。

石榴子石是黃道十二宮裡處女座的主要寶石，希臘神話裡農業女神有一位很漂亮的女兒名為普西芬妮，母女相依為命，那時在農業女神的掌管下人間四季如春，每季農業收穫豐盛。掌管冥界之王黑帝斯發現普西芬妮美麗動人，故將她直接捉進冥界，身為普西芬妮母親農業女神憤而躲起來，從此人間四季如冬，農作收成慘不忍睹，故向天神宙斯求救，宙斯發現事態嚴重便要求黑帝斯必須將普西芬妮放回到她母親身邊，黑帝斯不敢不從只好釋放她，但普西芬妮不小心吃了 4 顆冥界裡的石榴，因此一年必須有四個月在冥界生活，農業女神非常生氣，所以仍在每年女兒回到冥界期間躲起來，從此人類每年有四個月是冬季。

在古老女神信仰裡，相信紅色石榴子石是女性子宮力量的來源，甚至認為女性之所以能懷孕生子，因為子宮裡都藏著一顆石榴子石。此外，它也象徵內含生氣和能量的血液。

感冒

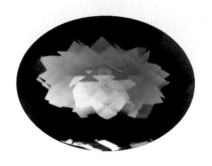

療癒寶石：茶晶（煙水晶）

其它相同功能寶石：

天然黑水晶	黃金方解石	海水藍寶

寶石能量：吸收負能量和負情緒，另有避邪擋煞效果。

挑選注意事項：天然茶晶除了看起來是深咖啡色外，其色澤呈現應整體一致。如果在燈光下發覺茶晶呈色分佈不均有明顯斷色，部分

可能是經由過燒處理，不建議購買。

病因：感冒是上呼吸道引起的疾病，當吸進的微生物累積到一定數量，就會引發呼吸道粘膜破損發炎，引發打噴嚏症狀，如果上呼吸道發炎物進入到下呼吸道，就會引發咳嗽的症狀。

病徵：打噴嚏、發燒、咳嗽、疲倦、頭昏、意識不清。

案例實錄

王先生，大約年近四十，任職於人人稱羨的高科技產業，擔任研發工作的工程師，即使在全球不景氣的年代仍一枝獨秀、坐領高薪。原本在求學時期就經常扮演團體中的領導角色，進入職場後，領導能力更是備受重視，加上編寫程式的長才，經過幾年的磨練，公司逐漸將重責大任託付給他，除了研發工程，更成為十人之上的研發部門主管。

大學、研究所唸的是研發工程，畢業後進入職場，日日接觸的都是最新、最先進的科技，超過二十年的時間，腦子的思考模式始終都是「科學主導一切」，認為所有事情只有科學能夠完全解釋，對於無形的能量觀點，完全無法接受，也提不起興趣瞭解，更遑論什麼神啊佛啊、輪迴轉世了。

這麼「鐵齒」的王先生，偏偏娶了一位篤信無形能量觀點的太太。王太太個性開朗海派，時常在三公里外就能聽見她彷彿能激勵人心的豪邁笑聲，她是我們館裡的常客，對於寶石能量或是魔法儀式抱持著高度的興趣，任何身心靈課程幾乎從不缺席。但她心中總有個遺憾，她一直希望王先生能一起接觸課程，讓自己最親近的枕邊人也能感受能量為生命帶來的美妙，不時聽到她唸著：「每次聽到我講這些魔法啊精靈啊能量啊，他就裝做沒聽到，躲到書房去上網」。面對王太太的抱怨，我總是笑笑說：「不急，就像我們和寶石的相遇，需要緣份的牽引，只是時機還沒有到。」

我記得大概是春節假期過後不久，外頭下起不尋常的大雨，王太太和王先生外出採買一些生活用品，路過心靈角落，王太太就順道來取前些日子預訂的商品。機靈的王太太心想，這不就是個讓王先生接觸能量領域的大好機會嗎？於是，趁機使出女人的撒嬌技倆，央求王先生陪她一起上樓。原本堅持在車裡等老婆的王先生，經不起老婆的溫柔招數，只好乖乖停好車，連車位都好像老天安排好的近在眼前，陪著王太太打著傘一起上樓。

經由王太太轉述，王先生在電梯裡還是不斷嚷嚷：「我在外面等你就好了，你慢慢來沒關係」。走出電梯，王先生堅持站在門外等，還是不願意一起進來心靈角落，眼見氣氛有點僵，王

太太也拗出一點氣，王先生沉默不語，拿出手機滑起網路新聞，情緒已經瀕臨爆炸的王太太，只好放棄，一個人走進來。

這一段夫妻鬧彆扭的小插曲，恰巧被正在整理大門鞋櫃的我全程目睹。迎向走進門的王太太，我若無其事地打了聲親切的招呼，而王太太大概也是有點不好意思和先生的窘境被撞見，回了我一個尷尬的笑容。將王太太交給服務人員之後，我的腦子縈繞著前一分鐘王先生的身影，除了終於看見盧山真面目的驚喜感之外，更讓我掛心的，是我感受到王先生周圍一股不尋常的負面能量。

我走出門外，先向王先生打了聲招呼，說：「謝謝你和王太太的支持，讓我們在推廣能量療癒更有動力。」王先生聽我這麼一說，竟有點困窘地搔搔頭，連忙揮手回說：「沒有啦，沒有啦」我禮貌地提出邀請，請他進來坐坐喝杯茶。這一次，大概是不好意思拒絕我的心意，跟著我踏進心靈角落的大門，連王太太都對我投以敬佩的眼神。

我和王先生隨意坐在沙發的一側。在接觸能量領域之前，我也曾經在科技產業工作，於是隨口和王先生聊些產業話題，王先生好像遇到知音，話匣子的開關被開啟，開始滔滔不絕他的遠見。但是，在他高談闊論的同時，我心裡還是掛記著他的身體

狀況，因為除了那一股強烈的負面能量以外，王先生還不斷不斷地咳嗽，而且是非常深層的咳嗽，讓我十分擔憂。

話鋒一轉，我問王先生：「這樣咳嗽多久了呢？有去看醫生嗎？」王先生被咳嗽干擾斷斷續續地回：「老毛病了，只是最近比較累，又加上感冒，才會咳得比較厲害。看了醫生，吃了藥，但是痊癒後還是很容易復發。」因為研發工作緊鑼密鼓，身兼管理職，想要請假在家好好休息都很困難，日子一拖，咳嗽的症狀就愈來愈嚴重。

此時，王先生視線恰好落在我早就準備好放在茶几上的茶晶，咖啡色的茶晶閃耀著低調卻耐人尋味的光芒。既然王先生巧妙地和寶石能量產生了連結，表示與寶石的緣份已經悄悄開啟了。王先生主動問我：「這是水晶嗎？很漂亮！」我回：「這是茶晶，對於緩解感冒特別有效。」在我說出「緩解」兩個字時，王先生的眉毛往上挑了挑，不置可否地露出含蓄的笑容，臉上寫著「最好是啦！」的微妙表情。

我當然不會放棄這個最佳時機，提出邀請，請王先生感受一下寶石的能量。突然被我邀請的王先生，一時不知道怎麼反應，個性彬彬有禮的紳士，只好被我半推半就地接觸寶石的神奇能量。

我請王先生背部靠著椅背，腰桿自然挺直，眼睛閉上，將一顆手掌大小的茶晶，交到他的手中，請他雙手捧著，慢慢地貼近胸口。請他試著想像自己不舒服的地方和壓力透過胸口傳到茶晶裡，專心地感受能量的流動。個性溫和的王先生，即便心裡可能對於我的做法嗤之以鼻，但是礙於禮貌，加上身體真的很不舒服，還是乖乖地聽著我的指令，接受寶石能量的洗禮。

此時，已經取完商品的王太太，親眼見證了這個此生以為不會出現的「奇景」，靜靜地在一旁陪伴。

捧著茶晶的王先生，約莫經過三分鐘的時間，開始劇烈咳嗽，咳得比之前還厲害。我請他使盡全身的力氣儘量咳出來，並在他背後調整他的能量，希望能讓他舒服些，等到咳嗽的症狀漸漸平緩之後，讓他喝一小口水，什麼都不要想，休息一下。當他感覺到身體比較平和時，再請他繼續捧著茶晶，不到一分鐘又開始劇咳，這次的咳，感覺是幾乎快把五臟六腑給咳出來了。

我在一旁持續替他調整能量，經過五分鐘左右，咳嗽逐漸停了。王先生慢慢地說出：「感冒好像好了，身體不舒服的地方，有一種被解開的感覺。」我笑笑地說：「你的壓力累積太多，茶晶只是幫助你疏通身體的能量開口，還是要讓自己的身體有休息的機會，感冒才有可能完全痊癒。」聽我這麼一說，王先生

露出不可置信的神情，轉頭看了看王太太，再看看手中的茶晶，
忽然一嘆：「沒想到寶石的能量這麼神奇！」

見到這一幕的王太太，嘴角早已經咧到太陽穴，心想終於説服
終年「鐵齒」的枕邊人，露出得意的神情。而我則因為眼前如
此真實的能量轉變，折服於寶石強大的感染力。

過沒多久，王先生開始覺得非常非常疲憊，很想好好睡上一覺。
我説那真的太好了，能量流動會讓身體產生疲累感，充分休息
就能重新蓄滿元氣。事情過了一週，王太太來電道謝，一貫爽
朗的聲調裡，藏不住喜悦，急切地説著王先生後續的發展。寶
石能量體驗的那一天，王先生回到家竟睡了整整一天的覺，並
排除萬難地請了一週的假，現在感冒咳嗽的症狀已經完全復原，
回到職場，為最喜歡的科技努力。而最讓王太太感動興奮的是，
王先生答應了下一次會陪她一起來參加身心靈的課程。由此可
見，寶石能量與人類的連結，經常超乎可預期的深和遠。

最後，我還是想要提醒大家，感冒生病一定要去看醫生，並且，
最重要是得配合徹底的休息，讓身體放鬆，才是痊癒的基本之
道。至於寶石所能提供的幫助，在於導引身體的能量，疏通身
體的通道，發散身體不好的能量。

寶石
療癒法 1

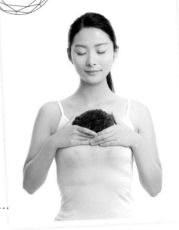

❶ 儘量讓身體靠緊椅背坐直，心
情放鬆。

❷ 將茶晶雙手捧好貼近胸口，感
受體內病痛和負面情緒傾倒
入茶晶裡。

寶石
療癒法 2

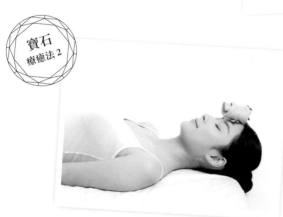

❶ 準備一塊擰乾的溼布，將寶石裹進溼布中間包緊。

❷ 身體平躺在床上，將包好寶石的溼布置於額頭眉心上方，感
受寶石能量如流水般進入大腦裡，順著中樞神經流進全身。

關節炎

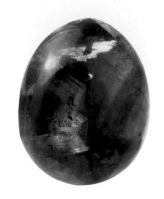

療癒寶石：**綠色螢石**

挑選注意事項：天然螢石最常見的是黃色，紫色結晶和透度比黃色佳，更高質量也有呈現亮綠色，以等級來分的話，由高至低依序為綠色、紫色、黃色。發炎處理建議選擇綠色最佳。螢石硬度較低，在使用時避免摔到地面和撞到硬物。

病因：人體每個關節間都會有保護膜，目的是為了維持活動間骨頭不易磨損，但是當保護膜受損時，就會造成骨頭痠痛和行動不便。

病徵：受損關節有紅、腫、痠痛現象，嚴重時造成行動不便。

案例實錄

譚阿姨是那種站在路邊你會忍不住多看兩眼的氣質美人，即便她的年紀已近花甲，她散發出來的高貴氣質，仍舊是非常動人，彷彿渾身上下被靈氣圍繞著。

她非常懂得裝扮自己，她的裝扮不是那種自以為高尚的俗豔名牌，更常在她身上見到的是一襲簡單洗練的黑，或是沉穩脫俗的藏青色，而搭配一身線條俐落套裝的配件，則是各種設計誇張、顏色絢麗的寶石，不時出現在耳垂或是鎖骨上，讓人不得不將目光停留在這些被襯托得絕美的石頭，你會恍若有種這些寶石就是譚阿姨身體一部分的錯覺，那種寶石與人類的連結非常強烈。

譚阿姨不但愛好用寶石來妝點自己，因為對寶石的愛，更在近二十年前，投入寶石買賣的事業，透過這些珍貴石頭的交換轉移，讓這麼美好的事物觸及更多的有緣人。多年來對寶石的認識，走訪世界尋找各種奇珍異石，譚阿姨之於寶石的情感，從她眼神裡的炙熱，談話裡的懇切，表露無遺。

三年前吧，譚阿姨經由朋友的介紹，知道我也在收藏寶石，並推廣寶石能量的療癒力，來到心靈角落，聽我上寶石能量的課。

我們一見如故，聊到寶石，總是欲罷不能，常常是下課後，我們還是站在寶石櫃邊，交換彼此對於寶石的認識，以及近期因為寶石經歷的奇異故事，一聊，就是好幾個小時過去。

寶石成為我和譚阿姨之間的媒介，能量產生的緣份把我們牽引在一起，她就像我的媽媽一樣，慈祥地藉由寶石的能量為我的生命注入更多智慧的泉源，而我則利用寶石能量幫她調整一些身體的宿疾。愛好分享的她，每隔三個月，就會來找我展示她的寶石戰利品，每每都能讓我為之驚豔。此外，在我的鼓勵之下，她順利考上 GIA 的寶石鑑定師資格，連她自己都不相信已經一把年紀，還有這等熱情和動力去挑戰自己。可見寶石的能量多麼強大啊！

本來每三個月就會固定出現的譚阿姨，卻已經將近半年了，不見身影，心想也許是寶石事業愈做愈大，忙不過來，正當我這麼想著的時候，電話來了，是譚阿姨熟悉的細柔口氣。她說，目前正在家裡休養，已經休養大半年了，病情卻不見好轉，於是，想到我，希望我能利用寶石的能量替她試著減緩看看。

聽了她的請求，對於能夠幫助別人這件事，當然義不容辭。馬上問譚阿姨：「是哪裡不舒服呢？」她說，半年前去了趟泰國洽談生意，不知道是鞋子不合腳，還是一個不留神，走在街上，

忽然拐了一拐，左膝蓋的關節一陣劇痛，痛到無法繼續走路，只好就近招了輛計程車，到最近的醫院就診，醫生當時的診斷是退化性的關節炎，吃點消炎藥，症狀有減緩，但還是隱隱作痛。回台灣後，症狀又漸漸惡化，再次去就醫，醫生下了相同的診斷，要譚阿姨多休息，暫時少走路。轉眼半年，症狀卻還是時好時壞。

出發到譚阿姨家之前，挑選療癒寶石的時候，我費了一番工夫，選擇的過程中，產生了以下的思考，身體發炎表示火元素的能量旺盛，因此，有兩種療癒方式，一種是能吸收過多的火元素能量，茶晶、藍晶石和黑碧璽都具有這樣的效果；另一種是平衡身體能量，拓帕石、螢石和橘月光石可以發揮效用。最後，我做出了決定，考量到譚阿姨近花甲之年，利用寶石吸收發炎能量的效果實在有限，再加上手邊剛好有顆綠螢石原礦，透過螢石維持能量的平衡，應該沒問題。

許久不見，譚阿姨看到我非常開心，我也像遇見久違的長輩給了她一個大大的擁抱。我們一碰面，往日那些暢談寶石的美好時光，瞬間再現，一陣熱烈的聊天後，譚阿姨才娓娓道出近年有退休的打算，想要讓自己休息，隨心所欲地度過人生的最後，所以希望能在退休之前，多跑幾趟東南亞，算是衝向終點前的衝刺。於是，積極地四處找寶石，特別是珍貴的剛玉，期待能

收集到具有特色的寶石,而忽略身體已經不堪負荷。

身為寶石擁護者的我,非常能體會譚阿姨的心情,在我們心中,寶石的價值不在市價本身,而在其獨特性,同樣屬於紅寶石,就算等級在市價上不是最高,但其特有的光澤和呈色,在我們心中就是無價之寶,拼了命也要納為己有。

聽著聽著,心裡有些惋惜,惋惜著以後就少了一個可以暢談寶石的知音,但是,轉念一想,仍然很替譚阿姨感到開心,即將邁入人生的另一個階段,心裡滿是祝福。

我當然沒忘了正事,舒緩譚阿姨的關節不適。我先準備了一小桶水,將帶來的綠色螢石泡進水中。請譚阿姨坐在沙發上,讓左膝自然彎曲,將一塊乾淨擰乾的布覆在她的左膝蓋上。從水桶裡取出綠色螢石,泡過水的螢石,在燈光的照射下,清透動人,好像一塊冰晶寶玉,連見過無數珍寶奇石的譚阿姨都忍不住發出讚嘆。我將螢石比較平坦的那一面貼在譚阿姨蓋著濕布的左膝上,並請她閉上眼睛,放鬆心情,靜靜地感受螢石散發出來的能量。

經過大約五分種,譚阿姨緩緩地說起自己的感受,她說,有一個清涼的能量進入她的左膝蓋,並逐漸往上輸送到整個身體,

身體頓時輕盈許多，被關節炎影響而大半年抑鬱的心情，也像沙漠注入甘泉似地，獲得滋潤，豁然開朗。

我將螢石拿起來再放入水桶裡浸泡，泡完取出再放回左膝，這樣的步驟來回重覆大約三、四次，請譚阿姨再稍稍動一動膝蓋關節，一開始，譚阿姨小心地動了一下，沒有痛的感覺，再稍微使力地左右搖了一下膝蓋，絲毫沒有疼痛感，露出開心的笑容，高興地起身走了幾步路，握住我的手，向我說了聲溫暖的謝謝。她興奮地說，今天真的見識到寶石不可思議的能量了。

臨走之前，我將那顆綠色螢石送給譚阿姨，她本來客氣地直說太貴重，還要掏錢給我。我說，我很相信寶石帶來的緣份，既然我們這麼有緣，我也希望這顆綠色螢石能夠祝福譚阿姨的退休生活，請她務必要收下，圓滿這段難得的緣份。

寶石
療癒法 1

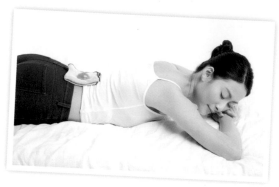

1 準備一塊乾淨的布浸溼，擰乾後置於不舒服的關節處。

2 將綠螢石放在布上即可。如果是手部或是腰椎其它部位，只
要配合動作如平躺、側躺或是趴在床上，再請家人協助即可。

寶石
療癒法 2

螢石是常見的寶石，可直接至市面上選購已串好的螢石串珠，
因螢石硬度較低，購回後用乾淨且柔軟的溼布將串珠逐顆擦拭
乾淨。同樣的，在患部關節蓋上擰乾的溼布，用串珠輕捆於關
節部位即可。

鼻子過敏

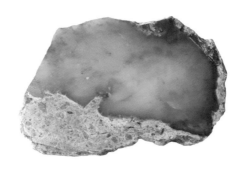

療癒寶石：蛇紋石

挑選注意事項：在中國蛇紋石又稱岫玉，乍看像是翡翠，但硬度不如翡翠般堅硬，最明顯分界在於蛇紋石會反射出來油亮的光芒，非常令人討喜。

病因：每當有異物侵入鼻腔時，身體會發出警戒迫使鼻腔分泌抗體來對抗和阻絕異物，但如果身體過度警戒，哪怕是一個小小粉塵也會激起鼻腔全力動員抵抗，這時就會引發過敏反應。

病徵：鼻子癢、易打噴嚏甚至流鼻水，嚴重者引發全身搔癢。

案例實錄

季節交替時的天氣，捷運上的擤鼻涕聲總是此起彼落。雖然鼻子過敏已是生活在台灣的我們再熟悉不過的症狀，甚至自己或家人就可能被這個惱人的症狀長年困擾。想要根治這個困擾，卻總是不得其門而入，去看醫生就會收到一包抗組織胺，症狀好轉一陣子後，還是不斷復發。雖然，也稱不上很嚴重的病痛，但是發作起來，有時候還是會要人命，輕則鼻涕狂流，重則引發全身其它部位的過敏。

秀惠是兩個小孩的單親媽媽，平時在職場上是個幹練的律師，回到家則樂於扮演慈母的角色，洗手作羹湯為孩子下廚，陪孩子寫功課。大概是一個人兼顧工作家庭，長期下來，把身體累壞了，心也累壞了。於是，她積極地想要改變現狀，透過朋友的介紹，來到心靈角落，想要試試身心靈的療癒課程。

隨著她造訪心靈角落次數的增多，我和她碰面的機會也愈來愈頻繁。每次我總是不經意地觀察到，她站在心靈角落的寶石水晶櫃前，眼神專注地端詳著那些華美的寶石，臉上堆滿笑容，我想，那大概就是被寶石療癒最自然的神情吧！

我知道她對寶石療癒很有興趣，對於她的提問，我也有問必答，

遇到知音，總是特別開心，我們經常聊寶石，聊到忘記時間。有一次，我們聊得正起勁，她一連打了好幾個大噴嚏，我關心地問：「是不是感冒了？」她不好意思地說：「沒有沒有，只是鼻子過敏」繼續回到原來的話題，但她打噴嚏的頻率卻變本加厲，我再度問她：「有沒有去看醫生？」

她才娓娓道出，鼻子過敏的症狀從小就有了，看過西醫，也試過中醫，甚至開過幾次刀，任何網路或是報章雜誌的偏方，她就像神農嚐百草，一一試過。只要有朋友推薦或介紹名醫，她從未錯過，就是想要一勞永逸，根除這個像背後靈的毛病。經過幾年的嘗試，過敏的頻率和次數確實有大幅減少，但是，始終沒有徹底根治。因為，發作的次數少了，每一次發作的症狀卻更加嚴重，經常會持續三、四個小時，症狀才會漸漸和緩。她又擔心單靠西醫的藥物控制症狀，會過度依賴藥物，於是，就只好默默忍受，任由眼淚直流、鼻水狂冒，好像重感冒鼻塞一樣的痛苦。

聽她這麼一說，我問她願不願意試試看用水晶按摩的方式，解決這個惱人的症狀。她一聽，眼睛為之一亮，欣然接受我的建議。我請她先坐下，身體自然地放鬆，拿出一塊好像鵝卵的蛇紋石，在燈光的照射下，更顯得油亮剔透，她看到這顆漂亮的石頭，眼神流露出溫暖的光芒。

接著，我請她閉上眼睛，我握著蛇紋石，挑選一處比較平坦的表面，直接按壓在她的鼻翼右側（鼻通穴的位置），輕柔地往太陽穴的位置推，反覆這個動作，持續三分鐘左右。我請她感覺一下鼻子，她笑笑地說：「比較不癢了，呼吸也比較順暢」。接著，換推左側，也是持續三分鐘。鼻子的兩側都經過寶石能量的疏通，過敏的症狀暫時獲得緩解。

秀惠露出不可思議的表情看著我，這個困擾她多年的過敏症狀，竟然透過寶石能量的幫忙，可以產生這麼大的效用。她喜歡寶石，喜歡寶石獨一無二的美，卻從來不知道寶石也有療癒身心的真實力量。

我將蛇紋石交到她的手中，請她持續按壓鼻子的兩側，經過十分鐘，她的氣色愈來愈好，漸漸紅潤起來，噴嚏也停了。停止按摩之後，她端詳著手中的石頭，讚嘆著：「怎麼這麼神奇！」

下一次再見到她的時候，她滿臉笑意地跟我分享蛇紋石使用心得。那天之後，她自己去選了一塊中意的蛇紋石，隨身攜帶，當鼻子過敏隱隱地要發作的時候，她就拿蛇紋石替自己按摩，屢試不爽，漸漸地，過敏症狀不再困擾她。

寶石療癒法 1

選擇雕工光滑的蛇紋石，不要太多稜角，以比較光滑的表面直接對著鼻翼兩側（鼻通穴）按壓，輕柔地往太陽穴推，這個動作，持續 3 分鐘左右。按摩的時候，如果產生痠麻感屬正常現象，表示有按壓到正確的穴位。

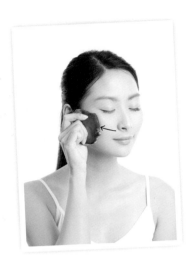

寶石療癒法 2

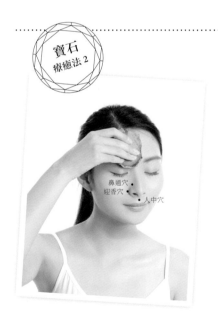

除了鼻通穴外，人臉還有三個穴位可以減緩鼻子過敏的症狀，分別是迎香穴、人中穴和印堂穴，同樣選擇雕工光滑的蛇紋石，以比較光滑的表面，依序從印堂穴、鼻通穴、迎香穴、人中穴反覆按壓，直到過敏症狀減緩為止。

咳嗽

療癒寶石：黑碧璽（碎石）

寶石能量：碧璽又稱電氣石，主要是經摩擦或加熱後，晶體兩端分別帶有正負兩種電流，是寶石界裡少有帶電性的寶石。

挑選注意事項：碧璽有各種顏色，而黑碧璽則是在所有碧璽裡產量比例最高，但建議儘量挑選黝黑少有雜質，其寶石能量純度較高，品質較好。

病因：咳嗽的原因非常複雜，若無特殊疾病等原因，多半是異物進入支氣管所引發。

病徵：咳嗽。

案例實錄

因為能量調整工作的關係，每天需要接觸各式各樣的人，因此，我對於各種出乎常理的現象，早就見怪不怪。但是，有時候，有些特殊的能量氣場還是會震撼到我。

佳玲的狀況就是其中一個例子，她個頭小小的，留著一頭及腰的長髮，五官細緻，講話細細柔柔的，帶點娃娃音，整個人的形象就是很典型溫柔婉約的女生。見過她的人，應該很難不被吸引。但是，我初次見她，她身上的負面能量卻壓得我頭脹，甚至有點喘不過氣來。

她是來找我解決問題，我即使身體不舒服，還是得想辦法和這樣的負面能量相處。她告訴我，三年前她生了一場大病，起因是重感冒，不斷咳嗽，而且愈咳愈厲害。因為工作忙碌的關係，拖了一個月才去看醫生，醫生診斷是感冒引起的肺炎，在醫院住了兩個星期，整整花了將近兩個月才痊癒。這場大病之後，後遺症也隨之而來，容易悶咳，尤其在傍晚或換季的時候，會忍不住一直咳，有時候，咳的程度嚴重到好像連肺都要咳出來，吃了止咳藥，也不見效。

再次就診，西醫檢查的結果是因為那次重感冒所造成，支氣管

受到影響，只要氣候稍微轉變，支氣管就會比較敏感。因為這個「狂咳不止」的症狀，連帶影響她的工作運勢，跟主管報告事情或跟客戶溝通時，有時候一咳會咳上個幾分鐘才能停歇，嚴重影響她的工作表現，日子一久，老闆也就將一些比較重要的案子，轉移到其他同事身上，讓她深深感受到被冷落的滋味，甚至醞釀出一股強大的負面能量。為了突破這個困境，她想盡各種方法解決久咳的症狀，希望能藉此找回被重視的價值。於是，她找上了我。

當我開始查看她身上的能量分佈時，發現她久咳不癒的原因，來自於喉嚨部位蓄積了太多不好的能量。引起咳嗽的部位，也就是脈輪中所謂的喉輪，當喉輪被不好的能量侵襲時，首當其衝影響的是下方的氣管和肺臟。因此，如果要緩解咳嗽的症狀，喉嚨、氣管、肺臟需要一併照顧到。

了解佳玲不舒服的成因之後，我請她先放鬆休息。接著，我準備大約 500 公克的黑碧璽碎石，放入水裡清洗，另外準備一塊毛巾上面鋪一張餐巾紙，將洗好的黑碧璽碎石鋪在餐巾紙上，讓底層的毛巾慢慢地將水份吸乾。等待碎石乾燥之後，倒入一點嬰兒油，用手慢慢搓揉，讓碎石表面產生油亮的光澤，再放入盆子裡。將光亮的黑碧璽碎石放入 10 公分見方的布袋裡，再縫合開口，做成黑碧璽包。

我再度回到佳玲身邊，請她將身體自然地躺在椅背上，調整呼吸，遞給她黑碧璽包，將黑碧璽包平鋪在胸口位置，此時，觀想黑碧璽正在吸收負面能量，再由胸口往上移至靠近左右鎖骨的中心點，持續觀想黑碧璽正在吸收負面能量，最後放在喉嚨處，每一處皆放置三至五分鐘。當三個部位都接受黑碧璽的能量調整之後，請她取下黑碧璽包，靜靜地感受身體的變化。她說：「氣管好像被鬆開了」，原本因為咳嗽緊繃的身體，也被疏通開來，整個人頓時神清氣爽。

我讓她把黑碧璽包帶回去並隨身攜帶，請她在咳嗽又發作的時候，讓黑碧璽吸收負面能量，如此一來，咳嗽的宿疾就能漸漸獲得改善。

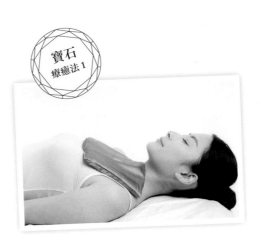

直接將黑碧璽碎石清洗好，擦拭乾淨，塗上嬰兒油使得寶石內部的水份不易揮發。放入布袋內，縫合開口，直接由下而上覆蓋於胸口、左右鎖骨接近中心點的位置和喉嚨，觀想這三個部位的負能量被黑碧璽吸收，完成後可將黑碧璽碎石布袋放在桌上，在旁邊點燃一支線香淨化負面能量。

如果有機會能取得黑碧璽原礦，儘量選擇圓柱型，利用圓柱型底部，分別貼近胸口、左右鎖骨接近中心點的位置和喉嚨，同樣透過觀想讓黑碧璽原礦來吸收這三個部位的負能量，也能獲得同樣的效果。

偏頭痛

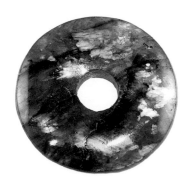

療癒寶石：拉長石

挑選注意事項：拉長石是長石家族中最常見的寶石，月光石和太陽石同也屬於該家族，拉長石依等級有金色、紫色、深藍色、藍色和綠色，建議選擇藍色等級以上的拉長石。

病因：偏頭痛起因不明，有可能受到氣侯、情緒壓力、睡眠品質不佳等影響。

病徵：半邊頭部、前額，甚至整個頭部痠痛。

案例實錄

陳阿姨，是心靈角落的學生雅菁的遠房親戚，年約五十多歲，家中有三個小孩，最大的小孩已經三十歲了。在小孩陸續出世後，開始出現偏頭痛的症狀，也就是說，陳阿姨飽受偏頭痛的困擾已經長達三十年以上。女人的忍受力總是特別強，三十年的不舒服，她也只是無奈地笑說：「老毛病了啊！看了醫生也不見好。」

陳阿姨也曾經在子女的半推半就下，去醫院做腦部斷層的檢查，檢查結果卻是「一切正常」，但是，隔沒幾天，偏頭痛還是陣陣襲來，痛到受不了，就吞顆止痛藥，讓症狀慢慢退散。也曾經去看過中醫，中醫推論大概是生產完月子沒有照顧好，讓頭部受到風寒，所留下來的後遺症，

久病真的會在心裡累積出難以想像的負面能量，陳阿姨的陳年偏頭痛宿疾，只要一發作，嚴重的話，必須躺臥休息，無法做任何家務，無法做事，則讓她對自己的行為能力產生挫敗感。因此，心情總是起伏不定，甚至有時候，會對著空氣大發脾氣，或是躲在房間暗自掉淚，這些身心折磨的過程，子女都看在眼裡，想幫忙卻束手無策。

雅菁和陳阿姨的子女一直都維持著不錯的關係，時常到陳阿姨家做客，因此，陳阿姨這個老毛病，她都看在眼裡，覺得很心疼。有一天，她和陳阿姨剛好聊到心靈角落的課程，陳阿姨也表現出很有興趣的樣子，於是，她就順勢邀請陳阿姨到心靈角落參觀。她心裡盤算的是，讓我透過寶石能量調整陳阿姨的偏頭痛。

第一次看到陳阿姨，她的眉宇間劃著深深的兩道刻痕，或許是因為長期飽受偏頭痛的困擾，長時間皺眉頭養出的紋路。對於心靈角落的環境，陳阿姨瞪著好奇的眼神，時不時向雅菁提問：「所以真的有女巫喔？」參觀完環境之後，雅菁像陳阿姨介紹我，順勢問陳阿姨要不要讓我調整能量，試試看能不能解決偏頭痛的困擾。

陳阿姨半信半疑地問：「怎麼調？」雅菁回答：「用寶石啊」聽完雅菁的回答，陳阿姨的嘴巴張得老大，臉上出現三條線。雖然，有點無法相信，但是，當時的情形之下，陳阿姨大概也不好意思拒絕。陳阿姨和寶石的奇幻旅程，就此展開。

我請她就坐，雙肩自然垂下放鬆，閉上眼睛。我將手靠近她的頭部，感受它的能量流的狀態，發現兩側的太陽穴位置的能量狀態極度的不平均，左側的太陽穴隱隱有一股強大的能量在牽

引。我試著問她：「頭部左側是不是常常不舒服？」她停頓了一會兒，回答：「是啊…你怎麼知道，我偏頭痛已經三十幾年了，都是痛左邊。」於是，我開始向她解釋為什麼會有這樣的症狀。

了解陳阿姨的情形之後，再次請她坐好，身體自然往後靠，雙肩放鬆。用指腹的位置，從左邊眉毛的穴位開始輕輕按壓，沿著眉心上方的溝槽，持續按壓到頭頂的側邊，最後停止於後腦勺的位置。按摩結束之後，我再次向她確認是不是這些位置經常不舒服，她點頭稱是。

接著，我取出長型的拉長石原礦，運用末端的圓柱以輕柔的力道按壓這些偏頭痛產生的位置，持續請陳阿姨放鬆，並調整呼吸，試著想像頭部的負能量從嘴巴吐出，持續按壓大約十分鐘。放下拉長石之後，陳阿姨突然説：「好像鬆開了」，雅菁在旁邊問哪裡鬆開了，陳阿姨説當然是頭啊，原本好像有數千條繩索綑綁糾結在一起，現在卻感覺似乎統統解開了。一邊説著當時感受的陳阿姨，一邊以不可思議的眼神端詳著我遞給她的拉長石。

她接著説：「剛剛你在幫我按摩的時候，好像有一股熱流通過，通過之後，那些緊張的繩索就漸漸鬆開了」我向她解釋，這是

一種能量流的運作，透過拉長石去吸引身體裡一些比較不好的能量，再導入一些比較正向的能量。

我其實不太確定陳阿姨的偏頭痛，後來還有沒有再發作，但是，卻從雅菁那裡得知，那次之後，陳阿姨對於寶石的能量產生極大的興趣，先是買了拉長石，又花了很多精神研究寶石，開啟了與寶石能量的緣份。

先確認偏頭痛的方向，再用指腹按壓，確認疼痛的軌跡。取拉長石比較平整光滑的表面，循著疼痛軌跡逐步按壓，按壓過程可運用一些旋轉的方向，慢慢地將負能量帶出身體。

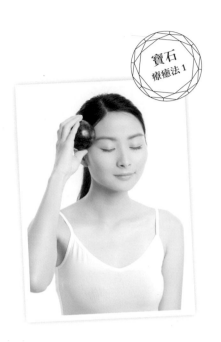

寶石
療癒法 1

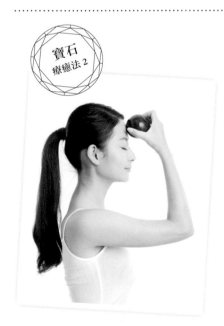

寶石
療癒法 2

如果能取得兩顆拉長石，一顆可採用上面所敘述的方式按壓頭部，另一顆可直接貼近眉心，想像痠痛分別由眉心和頭頂傳至這兩顆拉長石，如此一來，則能雙管齊下，事半功倍，症狀會更快緩解。

失眠

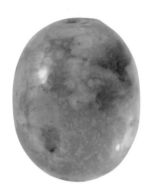

療癒寶石：**土耳其石**（綠松石）

挑選注意事項：在人類的歷史中，土耳其石的流傳相當久遠，
幾乎橫跨所有文明和國家，在古代最著名的產地在伊朗，最高
等級的是飽滿水藍色無任何內含物，最普遍的顏色則是綠色。

病因：因作息、壓力、健康、情緒等問題造成淺眠、睡眠中斷，
甚至無法入睡。

病徵：注意力不集中、全身無力。

案例實錄

「我昨天又失眠了」這句話大概已經成為現代人普遍打招呼的開場白，每次聽到這句話，我都會職業病發作，開始詢問起最近怎麼啦、怎麼會睡不著等等問題，總是想要盡力幫助大家解決失眠的問題，因為失眠真的會對生活和健康造成極大的影響。引起失眠的原因有很多種，不論是生病、壓力、情緒、飲食和呼吸，輕微者影響注意力，但嚴重者隨時都有可能造成身體健康的問題，最重要的失眠不是疾病而是一種症狀。

心靈角落的男客人相較起女客人的比例，相對來得少，因此，我對每一個來過心靈角落的男生，特別有印象，志新是其一。身形瘦高的他，留著一撮小辮子和有型的落腮鬍，年紀剛滿三十，在動畫設計公司上班，因為女朋友的介紹，讓他對身心靈的療癒也開始產生興趣。

也許是學藝術的關係，他對寶石也有一些想法，還曾經替我設計過一些寶石的刊物。在跟他合作的過程中，有意無意，除了工作內容的溝通，總會聊起一些工作上的挫折和困境。他說從畢業後進入設計產業，將近八年的時間，他幾乎沒有一天休息，腦子很少有停下來的時候，長久下來，每天都失眠，情況嚴重到有時候會躲在廁所哭，茫然地問自己，為什麼會落入這樣的

生活狀態。

我還曾經聽他說，前幾年，好幾個案子軋在一起，一天只能睡一、兩個小時，連續兩個禮拜後，突然在公司昏倒了，送進急診，診斷出來是猛爆性肝炎，迫不得已只好住院，暫停手邊的工作。休息兩天，繼續回到魔鬼式的工作循環。聽他抱怨一陣之後，他總是會嘆口氣，下個結論：「設計業就是這樣，爆肝生病就算了，還得賠上睡眠」。

於是，某一次，他問我有沒有什麼寶石可以解決失眠的問題。聽他這麼一問，我很直接地回覆他，確實有一些石頭的能量可以幫助人平緩情緒、放鬆心神，藉此獲得好眠，但是，如果想要從根本解決失眠的問題，還是得設法調整工作型態才行。否則，也只是治標不治本。

我從寶石櫃裡取出一條以土耳其石當成墜子的項鍊，重量約七十多克，算是中大型的墜子，經過加持祈福後，讓他戴上。土耳其石能夠幫助他穩定情緒、讓腦海裡的思緒有喘息的機會，如此一來，睡眠品質也就能獲得改善。我還建議他多做一些運動，增加心肺的活動，也有助於睡眠。

下次再見到他時，他很高興地跟我說，現在雖然偶爾還是會失

眠，但是狀況已經比以前好很多了。他還跟我說，他介紹好幾個同事去買土耳其石的項鍊，現在，他們辦公室人手一條，我聽了哈哈大笑。

寶石
療癒法 1

直接作為墜子配戴。

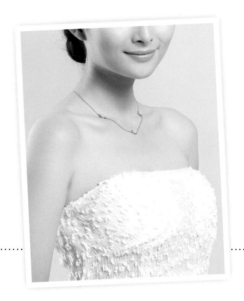

寶石
療癒法 2

土耳其原礦通常形狀為不規則狀，可直接取得少量碎石放入布袋內，再放在枕頭下方，有助於安定睡眠。

•寶石小故事•
Turquoise

土耳其石本身並不產於土耳其，最重要的產地在伊朗，其英文可能是土耳其石銷往歐洲必經的土耳其，故得名。

土耳其石又稱綠松石，相傳此名稱源自中國唐朝，故土耳其石又稱突厥石，實際上早在商朝青銅器就有被發現，此外它也是中國四大名玉（和田玉、獨山玉、岫玉、綠松石）裡唯一稱石，故土耳其石在中國已有數千年的歷史。

土耳其石之所以在中國這麼悠久歷史主因是其湖北省地區是主要產地，中國古代流傳這樣故事，話說水神和火神一向水火不容，有一次兩位天神為這件事爭吵打架，結果水神因戰敗一怒之下以自己的頭撞向天門柱，使得天門柱應聲折斷，天上破了一個大洞，此時雷聲風雨交加，地殼岩漿爆裂開來，百姓處於水深火熱之中；當時女媧娘娘不忍民間百姓疾苦，故使用五彩寶石搭配五種金屬礦石來補天，其中一種礦石便是土耳其石（綠松石）。

在湖北出土的越王勾踐的寶劍，正面鑲有藍色琉璃，背面則鑲著綠松石。另外歷史上著名的和氏璧，依據目前考古學家查證極有可能是土耳其石，中國清朝更是以土耳其石的大小、數目來決定身分地位，而且只有皇室的貴族才可穿戴有土耳其石的頭冠衣服。

牙痛

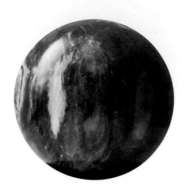

療癒寶石：木化石

挑選注意事項：木化石是一種生物礦石，它是古代樹木因地殼變動被埋在地底，經長時間高溫高壓下所產生的石化現象。木化石最大的特色是保留最初木材的顏色和紋路。基本上，只要是天然的木化石都會有能量，全世界最著名的產地之一是印尼蘇門答臘。

病因：牙痛成因很多，大多數都是和細菌侵入引起發炎有關，也有些是神經過敏所引起。

病徵：痠痛、抽痛最為常見，有些情況對溫度高低或觸壓會引發疼痛感。

案例實錄

我對巧雲的印象,她是個笑容滿面,氣質猶如鄰家女孩般的陽光親切,講話聲音很開朗,讓人聽了會覺得心情特別好的那一種聲調,每一次她來心靈角落,總是會帶來歡樂的氣氛,讓所有的同事心情也跟著輕盈起來。

那一天她剛好到心靈角落附近辦事,順道上樓串串門子,手上還拎著我們都很喜歡的車輪餅。正當大家都吃點心吃得津津有味,臉上露出滿足的笑容的時候,我發現她卻一口也沒動,講話聲調也不如以往的高亢響亮,臉上掛著有點勉強的笑容。

於是,我問她發生什麼事情了,她告訴我,她最近因為蛀牙的關係,每週都要去跟牙科醫師約會。有牙痛經驗的朋友們一定都知道,有時候牙痛起來真的很要人命,尤其在半夜牙痛痛醒那可真的不是開玩笑,一夜無法闔眼睡覺都是有可能的事情。

聽她一說,我就想起幾年前,那段牙痛的心酸血淚,當時大概是晚上十點過後,正和一幫久別重逢的朋友大口吃肉、大口喝酒,拼命話當年。正當我使盡蠻力啃著東山鴨頭時,忽然間,左後方的大臼齒引發劇痛,痛到我想在地上打滾,但礙於兄弟之間的顏面,我使勁忍了下來。那種痠疼痠疼的感覺,好像神

經被抽打一樣，「丟丟」毫不留情地抽。為了讓疼痛感稍微舒緩，只好猛灌冰水，但是冰感散去之後，痛感又陣陣襲來，如此循環幾次之後，我再也受不了了。

我跟老友們說，牙齒出了一點狀況，需要先回家「處理」一下，這種理由當然不被接受，臨走之前，硬是被罰了三杯才走。回程的計程車上，我請司機直奔心靈角落，一踏進心靈角落，轉向寶石櫃，取出木化石，貼近我的左側下巴處，心裡想著將所有口腔裡的痠痛全部交由木化石來吸收處理吧，說也奇怪，不知不覺間，牙齒似乎聽到我的呼喊，疼痛感逐漸消失，雖然仍有些不適，但是比起高峰期的疼痛，已經好非常多，低頭再看一下木化石球，上頭似乎籠罩著一層淡淡的灰霧，大概是吸收了我釋放的負能量吧！

正當我遙想當年的時候，巧雲輕碰我的肩膀，將我拉回現實。噢，對，我是要幫巧雲解決牙痛的問題。我走向寶石的展示櫃，取出一顆雕刻成蛋形的木化石，交給她，請她直接用木化石碰觸靠近牙痛部位的臉頰，想像木化石正在吸收所有痠痛和不適，之後，我便去招呼其他客人。

等我忙完一陣，再次注意到她的時候，是被她熟悉的聲音吸引，一邊和同事們聊八卦，一邊嚼著紅豆餡的車輪餅，於是我走近

她，問：「牙不痛了嗎？」她開心地大叫：「太神奇了」，剛剛還痛得半死，只能喝流質食物，現在卻可以大吃紅豆餅，木化石真的太厲害了。

她問我可以將木化石買回去嗎，我說當然可以，但是寶石只能協助她緩解疼痛的不適，如果想要根治疼痛的成因，還是得仰賴專業的牙醫才行。

挑選雕刻較為圓滑的木化石，直接
貼近牙痛的臉頰上，心裡想像所有
痠痛慢慢被木化石吸收。

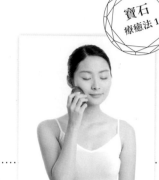

寶石
療癒法 1

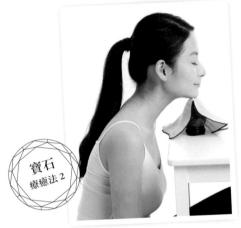

寶石
療癒法 2

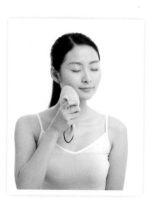

❶ 準備一桶溫水，水溫不超過四十度 (太高溫會讓寶石溫差太
大導致龜裂的風險)，將整顆木化石侵入溫水裡約十至十五
分鐘。

❷ 取出木化石直接用乾淨的布包起來，用雙手拿起包好的木化
石貼在下巴處。另一個方式是直接放在桌邊，坐在小木凳
上，使下巴剛好貼在木化石上更為省力，效果更好。

疲勞

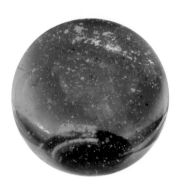

療癒寶石：綠曜石

挑選注意事項：綠曜石和黑曜石同為天然火山玻璃的一種，雖名為玻璃但裡頭可能包含各式各樣的礦物質。雖然礦源豐富，但市面上仍有許多不肖業者以玻璃假冒販售。

病因：疲勞是一種身體反應狀況，並不是疾病，它提醒我們身體該停下來好好休息。

病徵：疲倦、想睡，身體想停下來休息。

案例實錄

唐阿姨會接觸心靈角落，一開始是經由朋友介紹，來找 YoYo 老師占卜之後，知道我有在看風水氣場，再請我到她家看風水氣場。經過風水氣場的調整之後，她明顯地感受到前後的差異，先生的事業和健康狀況愈來愈好，也不容易產生負面情緒，因此變成心靈角落的常客，只要心靈角落辦祈福活動、講座等，時間許可的情況下，她一定都不會缺席。因為這份情誼，唐阿姨和我漸漸熟識，變成朋友，經常跟我們分享她生活中發生的大小趣事。

某天，唐阿姨來到心靈角落，臉上若有所思，一問之下，原來是先生的健康出了點狀況，讓她有點擔心。她告訴我，她先生最近常會覺得疲勞，甚至會有快要昏厥的情形，去醫院做全身的健康檢查，檢查結果沒有什麼大問題，醫生只有特別提醒要多注意血壓的升降，無法查出不舒服的原因的情況之下，唐阿姨想到了我，想要請我運用寶石替她先生調整能量，但是，由於唐先生工作繁忙，無法抽出時間前來一趟。這是個難題，隔空調整，這怎麼成。

面對唐阿姨的難題，我仔細思考了一下。忽然想起兩個月前的一位客人，這位客人長年從事貿易，他來找我，希望能讓財運

一帆風順。我為他準備一顆綠曜石球，讓他帶回辦公室擺，藉此增加貴人財運，經過兩個月，他打電話來向我道謝，自從辦公室擺了綠曜石球後，高額訂單應接不暇。但是，讓這位客人更感到神奇的地方，在於這顆綠曜石竟能為他解決疲勞的問題，他說，每次午飯結束習慣閉目養神，有次心血來潮拿起綠曜石放在自己胸口，轉一轉、滾一滾，再將綠曜石放在眉心附近，放鬆眼睛看著綠曜石內部散發的綠色光芒，感覺自己好像進入這顆寶石的奇幻世界裡，忽然手機傳來簡訊鈴聲將他從舒適的情境裡拉回現實世界，他頓時覺得神清氣爽，宛如重生般，這是最令他興奮的新發現。

我跟唐阿姨分享完這位客人的體驗，準備一顆綠曜石請她帶回去讓唐先生試試。幾週後，我打電話給唐阿姨詢問唐先生使用綠曜石的情形，唐阿姨有點不好意思地回答我，唐先生不太相信寶石具有能量，能夠處理他的疲勞問題，因此拒絕使用。我說沒關係，綠曜石放在家裡也挺好看的，當成擺飾也好，寶石能量的調整有些時候也講求緣份。

之後，再經過一個月，唐阿姨出現在心靈角落，挽著唐先生的手，兩個人的臉上都散發著一抹神清氣爽的笑容。唐先生的第一句話是「謝謝」，謝謝我送的那一顆綠曜石，幫了他大忙，甚至還補上一句：「我早知道綠曜石有能量，沒想到效果這麼好，

應該多買幾顆送人」聽他這麼一說，我滿頭的問號，唐阿姨不是說唐先生不相信嗎？

我轉頭看了唐阿姨一眼，她淘氣地扮了一個鬼臉，那個鬼臉，讓我了然於心。後來，唐阿姨才跟我分享，她不斷說服唐先生試試看，時間一久，唐先生也拗不過唐阿姨的剛柔並濟，姑且一試，每天摸摸那顆晶亮的綠曜石，沒想到不出幾天，容易疲勞的症狀，漸漸好轉。唐先生也就從一開始的不相信，現在，則每天勤奮地抱著綠曜石睡覺了。寶石連結的緣份真的很奇妙，很多時候，只是時機未到。

直接將綠曜石貼近胸口和頭
頂，心裡想像所有疲勞慢慢
被綠曜石吸收分解，或是想
像綠曜石裡有強大能量進入
我們的體內，讓我們精力更
充沛。

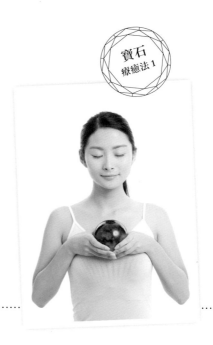

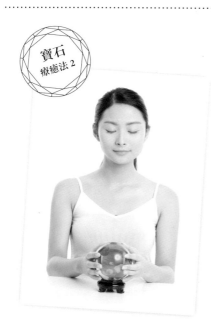

將綠曜石放置桌上（愈大愈
好，建議重量五公斤以上），
腰挺直，閉眼，調整呼吸，
雙手手指觸摸綠曜石，觀想
其能量穿過手指到達全身，
直到頭頂產生微麻感即可停
止，結束後全身將充滿活力。

生理痛

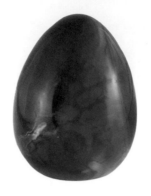

療癒寶石：紅玉髓

挑選注意事項：和水晶一樣同屬石英家族，產量雖然豐富，但坊間仍有不肖商人染色加工販售，使用一段時間後顏色會愈來愈淡。以天然為前提下，最好挑選紅色光潤質感的比較好。

病因：經痛是子宮內膜腺素過旺，子宮容易收縮產生疼痛感，但並不是每一位女性生理期來都會經痛。

病徵：痙攣、絞痛，嚴重時甚至會昏倒。

案例實錄

小米是個對工作很有熱情幹勁的女生，總是力求表現，希望自
己能受到上司的賞識，努力往上爬。她的工作能力確實不錯，
加上年輕的優勢，深受上司和客戶的青睞，平日工作表現相當
良好。

但是，在她心裡卻有個隱憂，她從中學時代開始，就備受生理痛
的折磨，每個月的生理期前一天和第一天，都會讓她痛不欲生，
就算吃了止痛藥，還是只能彎著身子，躲在被窩，煎熬地等陣痛
過去。這個情形持續了十幾年，開始工作以後，遇到這種情形，
完全無法工作，只能請假在家休息，因此，每個月的生理假已經
變成家常便飯。如果剛好碰到大型活動無法請假，硬著頭皮工作
的下場，就是昏倒在客戶面前，被送進急診吊點滴。

主管對於她的身體狀況，覺得很無奈，一方面很肯定她在工作
上的表現，想要拔擢她，一方面不穩定的身體狀況，卻可能會
嚴重影響整個工作運作的進度，總是在這兩方面的考量徘徊，
遲遲無法替小米升遷。

小米自己也很清楚這個窘境，但也束手無策。冰品她絕對不碰，
西醫、中醫都看了無數個醫生，但是，每個月定期的巨大疼痛，

還是準時來報到。她甚至一度放棄解決這個問題的希望。

直到有一天，她在臉書上看到心靈角落的粉絲團，本來就對占卜很有興趣的她，慕名來到心靈角落，上了幾堂占卜課。後來，又知道我有運用寶石調整能量的諮詢，就想要試試看。

碰巧約好諮詢的那一天，是她生理期來臨的前一天，當她出現在我面前時，還有一點笑容。等到我們聊了一陣子之後，她的臉色急轉直下，慘白到像一張白紙，臉上不斷冒出冷汗，手按著腹部，捲曲著身體，一句話都説不出來。

於是，我讓她坐在原本的椅子上，盡可能地讓背部靠著椅背，請女同事準備一條熱毛巾，將紅玉髓包覆在熱毛巾裡，放在她的肚臍下方，配合深吸氣至腹部飽滿後再慢慢吐氣，慢慢地不斷來回，毛巾熱度不夠時，再換一條熱毛巾，經過十五分鐘之後，小米的臉上開始出現血色，身體也漸漸能伸直了。

等到她可以説話的時候，她告訴我，她從來沒有在這麼短時間的情況下，疼痛就舒緩了，覺得很不可思議。我把紅玉髓交給她，她像所有女生收到鑽石一樣，露出幸福的笑容，眼角還閃著淚光。

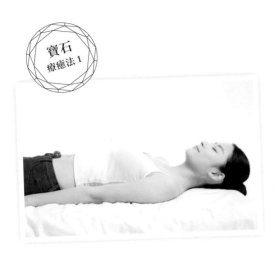

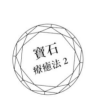
寶石
療癒法 1

生理痛時依身體許可的情況，可坐可躺，直接將紅玉髓貼在接近子宮的腹部位置即可，可配合腹式呼吸更有止痛效果。

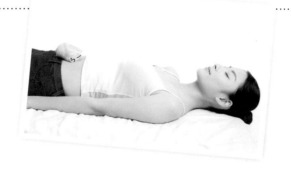

寶石
療癒法 2

準備熱毛巾包覆紅玉髓，直接貼在接近子宮的腹部位置，待毛巾冷卻時再更換另一條熱毛巾使用。有家人在時，可以直接使用毛巾或棉被蓋住全身，請家人使用吹風機在被內加熱也可以達到同樣效果，但記得需注意用電安全。

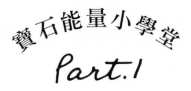

🔹 寶石為何擁有能量？

地球成形至今已有 45 億年，依地質學家研究將地球結構主要分為地殼、地幔和地核，地幔又區分為上地幔和下地幔，上地幔主要成分是橄欖岩，依其深度壓力不斷和下地幔產生循環，因高溫融化成岩漿，並於接近地殼時噴發出來，產生我們所熟悉的火山岩礦。地熱是我們最熟悉的能量，它也是現今寶石主要成分的起源，除了最重要的地熱之外，還有大陸板塊的擠壓、風力的侵蝕、水力的沖積以及雷電的觸擊，甚至是外來隕石的碰撞，這些都會造成寶石內容成分的改變。

以我們最熟悉的水晶為例，它屬於石英家族，該家族在所有寶石原礦裡占約七成比重，水晶本身就受地熱影響（火成岩）以及熱水的轉化成矽酸岩為主的結晶，因為水晶的種類繁多複雜，所以幾乎涵蓋所有寶石成形的外力，舉凡大家熟悉的紫水晶、黃水晶、粉晶、鈦晶、綠幽靈等等數百種類型，成為現今我們所看到的石英家族。

談到這裡不知大家是否有些概念，如果寶石的形成是來自這些自然外力的影響，那就代表這顆寶石的光澤、硬度、晶體即是外力下的樣貌，換句話說，地球能量的累積，都濃縮在一顆顆的寶石裡。地球成形至少有 45 億年的歷史，這些寶石少說也有數百萬、數千萬年的外力累積，相較於我們人類壽命，相差數百萬倍的距離，更重要的是在這三維物質世界裡，正常情況下寶石是永恆不滅的產物，可想而知，寶石所蓄積的能量能有多大了。

正因為寶石能量相較於人類的存在無遠弗屆，所以一顆寶石只要發揮它千分之一的能量，就能對我們的生活產生極大的影響，而我們所要做的事情就會變得非常單純，那就是如何將寶石能量和我們產生連結，更重要的是如何利用寶石來協助我們讓生活更加美好。

🔶 什麼是寶石能量？

寶石能量的使用，早已存在人類歷史中，明代李時珍的《本草綱目》裡的金石部，內容就是記載各種寶石礦物所具有的醫療效果，以白石英為例，具備安神和止咳效果，白石英為上品藥，上品藥即是無毒宜久服，當然以現在科學研究的角度來看，《本草綱目》裡的上品藥並非都如此安全。白石英就是我們常見的白水晶，白水晶在寶石能量裡屬無屬性能量，這種寶石礦物直到現代，在我們的生活中仍然十分常見。

還有一種名為玄精石的礦物，就是現代我們所認識的石膏，它能治療傷寒、頭痛和咳嗽，雖然石膏頻繁使用於現代的工業活動，但在遙遠的古時候卻是治病的良藥啊！在寶石精品的領域裡，常見的石膏種類是水石膏，水石膏即是含水的石膏，硬度透度比一般石膏還要高，因為含水，所以結晶裡展現出七彩雲霧的變化，十分絢麗。

再回溯到更早的秦漢時期，《神農本草經》中的上品玉石篇裡提到的扁青，扁青具有化痰、養肝和明目的療效。扁青即為現代所知道的藍銅礦，在寶石能量的運用中，被用來提升事業運和招財的開運寶石。由此可知，遠古開始，寶石能量就被世人

所發掘，運用在生活中。

提到寶石，不得不提到人氣最高的碧璽，又稱為電氣石，因為經摩擦或加熱後會帶電，一端為正電另一端為負電，故以此得名。碧璽能促進血液循環的功效，已經獲得科學研究的證實。

天然寶石在成形時會以能量的力道方向成為不同的晶系，如鑽石是等軸晶系，剛玉和石英是三方晶系，綠柱石是六方晶系等，它們各自代表一種能量形態，目前科學儀器在光譜裡只能測出七種顏色、紅外線和紫外線，據研究寶石能量表現很可能是其它顏色。

在身心靈的領域裡，所謂的寶石能量即是我們對這顆寶石的理解。寶石能量是天然外力的累積，它只要發揮其中能量即能帶給我們諸多幫助，從地質學、寶石學、甚至人類的心理就能對一顆寶石去做能量的詮釋，所以定義寶石能量是相當直覺主觀的概念。我試著將目前寶石能量的分類做以下的說明：

❶ 顏色：這是我們第一次看到寶石最直接的感官反應，舉例來說，最被大家認識的粉水晶，多數人看到粉水晶的顏色就會直覺地聯想到愛情，這個幾近下意識的聯想，就是受到後天群體意識和心理的影響。此外，紫色產生的神秘感，常會讓

我們聯想到魔法，有些人認為紫色和身份也有相關。深色則讓人容易有安全感和被保護的感覺。依此類推，寶石能量也可以透過顏色來決定它如何和人類產生連結。

2 **光澤**：這個指標經常和顏色並列，高光澤的寶石讓人聯想到強大且專注的能量，例如拓帕石和激光水晶，而蛋白石的變彩效果則讓人產生魔幻多變的體驗。

3 **觸感**：分為天然成形的原礦和經過車工的寶石，天然原礦如曜石類在觸摸時擁有光滑和穩重的感覺，這也常常反應出寶石的硬度和密度。而不同的車工則能提升寶石的質感，如高貴的祖母綠最常使用祖母綠式工法，它更能呈現出寶石飽滿的顏色。因為車工是透過人為的方式形成，所以在運用寶石能量的時候，我們常會利用車工來創造出能激發更多能量的寶石。

4 **寶石的內容物**：這裡指的是天然冰裂紋和內含物，它較常出現在透明的寶石，如市面上常見的綠幽靈，它是標準的異象水晶，裡面包含許多火山泥冷卻成形的物質，但正因如此才使我們有更多的想像空間，如金字塔型、山型、聚寶盆等。同一個異象水晶在不同人手上可能會有不一樣的能量詮釋，因為這個因人而異的特質，它更豐富我們對寶石能量的理解，延伸出更多的寶石故事。

🔸 寶石能量的分類

顏色

	紅	橙	黃	綠	藍	靛	紫	白	黑
財富			💎	💎		💎	🔷		
貴人	💎				💎				
愛情	💎	💎							
健康		💎	💎	💎					⚫
保護									⚫
快樂			💎	💎	💎			🟡	
靈性						💎	🔷	🟡	⚫

顏色是光在不同物體上表現出來的型態，我們稱之為可見光，目前我們人類的肉眼可以分辨的顏色為七種，即是彩虹的顏色。實際上同一種東西，不同動物所看到的顏色不盡相同，這是因為受到我們視網膜影響。在寶石的世界也是如此，同一種寶石，從不同人的眼睛看到，對顏色辨識和敏感度也是不一樣，所以不同顏色的寶石，也往往直接反應我們內心對這顆寶石的感受。

我常開玩笑說人生就是那幾大煩惱，不外乎財富、貴人、愛情、

健康、安全感和最重要的心情快樂，我將這些需求重新整理再加上靈性，這裡所說的的靈性，我是定位在身心靈的智慧和對周遭事物敏感度，畢竟，想要在身心靈上得到滿足必需對任何事物抱持開放態度和擁有一顆好奇的心。

財富：黃色直接聯想到黃金和金錢；綠色是豐收和豐盛；靛和紫色代表對事業的專注度和企圖心。

貴人：紅色代表生命和情緒，也就是人與人之間的連結；藍色象徵事業貴人。

愛情：紅色和橙色都是生命和情緒，這樣的深度連結象徵感情。

健康：橙色和黃色是生命力；綠色在脈輪裡是心輪顏色，這裡也代表情緒容易影響肉體健康；黑色代表安全感，這裡特別是指對身心靈的保護力。

保護：黑色代表安全感。

快樂：以光明活潑的顏色作代表，比較特別是藍色，代表快樂即是生命智慧的表現。

靈性：以靛色和紫色表示脈輪裡的眉心輪和頂輪。白和黑色代表全知全能，即表現顏色的有和無的無限循環。

功能

	墜子	戒指	耳環	手環	腳鍊	腰帶	擺件
心靈思想	✓	✓	✓	✓		✓	
動作執行	✓	✓		✓	✓		
溝通說服	✓	✓	✓	✓			
魔法儀式	✓	✓		✓			
風水氣場							✓

在寶石的能量屬性（功能）裡，我直接引用自己的實務經驗來做分類。

心靈思想：生活的一切層面即反應我們內心思維，所以要觀察一個人心靈思想是否成熟？端看這人是否快樂和滿足，換句話說，如果我們的心靈思想足夠成熟，想必生活定能更美滿快樂。在脈輪裡心輪象徵思想和理解，它主導我們對人生態度的方向，所以在配戴寶石的選擇上，墜子幾乎不會是錯誤的選擇。另外在鍊子的選擇上建議讓墜子直接靠在我們的胸口（心輪）上方，這樣才能利用寶石能量來穩定我們的心靈。

動作執行：除了墜子外，首重戒指、手環和腳鍊，這三個部位

象徵動作的表現，能強化我們的企圖心和落實能力。

溝通説服：除了墜子、戒指和手環外，最特別應屬耳環，我們在從事業務和規劃事務時，常會忽略耳環也是很強大的能量效果。我常會建議女性客人在追求愛情和事業時可考慮配戴耳環，選擇對的寶石，在談吐間順著頭勢擺動，其能量會有催眠和説服對方的效果，選擇寶石作為耳環配戴是非常聰明的人。

魔法儀式：相信追求身心靈活動的朋友們，某些是希望它能直接改善我們的生活，而魔法儀式是最直接也最令人嚮往，一談到魔法儀式，天然寶石能量是不可能缺席，它是大地生命和我們生活的主要橋樑，所以在許多儀式工具裡很常看到寶石存在，例如：魔法杖、巫刃等工具上面都會鑲上寶石。

風水氣場：東方和西方風水最大差異，東方風水為了調整方位可能會大興土木，而西方風水直接以寶石來調整氣場，至於何者效率快成本低？相信大家心裡已有數。

🔹 寶石與脈輪的對應關係

海底輪 *Muladhara Chakra*

象徵符號： 紅色四瓣蓮花

元素： 土

色彩： 紅色

對應寶石： 紅石榴子石、紅寶碧璽、紅寶石

肉體位置： 會陰部，可以延伸至雙腳腳底

能量對應： 脊椎底部、直腸和免疫系統

能量意義： 人類生存的本能能量與求生意志，慾望與獨處時的安全感

脈輪能量阻塞時的症狀：

❶ 情緒不穩定，焦慮和憂鬱。

❷ 下盤無力，容易痠痛。

❸ 四肢寒冷。

❹ 抵抗力弱，容易生病。

❺ 沒有安全感，與家人感覺疏離，容易盲目崇拜信仰。

臍輪 *Svadhisthana Chakra*

象徵符號：橙色六瓣蓮花

元素：水

色彩：橙色

對應寶石：紅瑪瑙、橘月光、火蛋白石、紅珊瑚

肉體位置：肚臍下約三指頭寬處（約丹田位置）

能量對應：腎臟、腸、胰臟、腎上腺

能量意義：性能量、創造力、勇敢、信任、奉獻

脈輪能量阻塞時的症狀：

❶ 感覺無力掌控人生。

❷ 容易疑神疑鬼，容易產生妒忌。

❸ 經期前容易緊張，症狀嚴重。

❹ 總是無法忘懷舊情人所給予的傷痛。

❺ 在人群中，容易有寂寞的感覺。

太陽神經叢輪 *Manipura Chakra*

象徵符號：黃色十瓣蓮花

元素：火

色彩：黃色

對應寶石：黃水晶、太陽石、琥珀、虎眼石

肉體位置：約在腹腔胃部的前面，腹部的中央位置

能量對應：胃、腹部、脾臟、肝臟、脊椎

能量意義：勇氣、力量、理智與限制、規範、社會化

脈輪能量阻塞時的症狀：

❶ 難以放鬆，經常性的焦慮。

❷ 提不起勁去完成夢想和規劃未來。

❸ 對別人的指責很容易動怒。

❹ 常胃痛、脹氣。

❺ 在人多的地方，會有一種想發怒的感覺。

❻ 常會覺得口乾舌燥，身體很躁熱的感覺。

心輪 Anahata chakra

象徵符號：綠色十二瓣蓮花

元素：風

色彩：綠色

對應寶石：葡萄石、綠玉髓、橄欖石、綠琥珀

肉體位置：胸口中央，兩乳之間

能量對應：呼吸循環系統、胸腺、心臟、肺臟、免疫系統調節

能量意義：愛與憎恨、希望、傳遞、同理、美感、感動

脈輪能量阻塞時的症狀：

❶ 防衛心很重，不想讓別人瞭解你，也不想靠近他人。

② 跟人對話完，會有沈重的疲倦感。

③ 覺得與你的情人無法有靈性的接觸。

④ 常常覺得胸口悶痛或呼吸不順。

⑤ 容易心悸和莫名的慌張。

⑥ 在人多的場合，反而容易有一股淡淡的惆悵。

喉輪 Vishuddha Chakra

象徵符號：深藍色十六瓣蓮花

元素：光

色彩：藍色

對應寶石：青金石、藍紋瑪瑙、天空石

肉體位置：頸部中下段 (約在男性喉結偏下處)

能量對應：喉嚨、口、食道、甲狀腺、神經中樞

能量意義：調整、表達溝通、說服、智慧、語言、理念

脈輪能量阻塞時的症狀：

❶ 很難表達自己的想法。

❷ 在人前很不自在。

❸ 一不小心就禍從口出。

❹ 一緊張就會口吃。

❺ 在乎別人對你的觀感，有時會為了討好別人而說謊。

❻ 容易有甲狀腺的問題。

❼ 容易喉嚨痛和聲帶緊。

眉心輪 *Ajna Chakra*

象徵符號：靛藍色兩瓣蓮花

元素：靈光

色彩：靛色

對應寶石：藍晶石、藍寶石、拓帕石、月光石

肉體位置：雙眉中心，約印堂稍微下方的位置

能量對應：臉部、眼睛、松果體、腦垂體

能量意義：覺醒、清明、無惑、超越與執著、覺察

脈輪能量阻塞時的症狀：

❶ 覺得生活沒意義。

❷ 覺得很憂鬱。

❸ 感到靈感枯竭。

❹ 無法專注，常遇到瓶頸。

❺ 眼壓和腦壓很高。

❻ 容易頭部悶痛，眼睛痠痛。

頂輪 *Sahasrara Chakra*

象徵符號：紫色千瓣蓮花

元素：空

色彩：紫色

對應寶石：紫水晶、丹泉石

肉體位置：頭頂（天靈或稱百會的位置）

能量對應：腦部、皮膚、神經中樞、荷爾蒙平衡

能量意義：慈悲、智慧、開悟、進化、淨化

脈輪能量阻塞時的症狀：

❶ 常覺得憂鬱，感覺生活無趣。

❷ 就算睡得很熟，起來時仍覺得累或是疲倦。

❸ 患有慢性病或是會威脅生命的疾病。

❹ 免疫系統很弱。

❺ 感覺無法再提昇自己。

🪷 脈輪能量補充小祕方

寶石療癒冥想

準備的用品：

❶ 請根據當時不舒服的症狀，選擇對應的寶石。

　下三輪寶石（海底輪、臍輪、太陽神經叢）：黃水晶、紅瑪瑙、

　珊瑚

　心輪寶石：葡萄石、綠玉髓、橄欖石、綠琥珀

　上三輪寶石（喉輪、眉心輪、頂輪）：紫水晶、丹泉石

❷ 蠟燭：藍色

❸ 音樂：頌体或水晶音樂皆可，重點是要讓自己能夠放鬆的音

　樂。

❹ 精油：薰衣草或松木皆可。

❺ 衣服：輕便淺色為宜。

場所：可以在床上，或者鋪瑜珈墊也可。

時間：不限，只要覺得自己需要被充電時即可。

程序：

吃過飯後兩小時左右，不要有腹脹或還在消化的狀態，先將蠟

燭點燃，放音樂，再點燃精油，將寶石放在身邊，慢慢的躺下來，讓自己先深沉的呼吸五回，然後開始拿起下三輪的寶石，放在你的臍輪位置；再來把心輪的寶石，放在你胸口正中央的位置，最後把上三輪的寶石，放在你眉心輪的位置。深吸一口氣，從鼻子吸氣然後從嘴巴輕輕吐氣。

此時你深吸一口氣，填滿你的胃，你的橫隔膜，然後最終是你的肺。秉住這口氣五秒，充滿覺知的五秒……1234 — 5，吐氣，讓你的氣先快速的從肺部排出，然後是橫隔膜，最終好像是把所有的壓力從胃裡釋放出來。

深吸一口氣，感覺能量像春天的微風一樣進入你的體內，這股能量流入你的手指、腳指，你的腿和肩膀，以及你的頭頂。秉住這口氣七秒，感覺有一股柔軟的、甜蜜的風輕拂你的皮膚。聽聽草葉間細細的呢喃。這幸福的聲音流入你的雙耳和你的身體，清掃掉你的壓力與不愉快。持續的深呼吸，從鼻子緩緩的吸氣，再從嘴巴輕輕吐氣，讓大地支持你和擁抱你，讓微風帶走你的恐懼和焦慮，你從來沒有這麼感受到如此的放鬆，如此的安全，如此的平靜。

想像你正在一條小徑上，小徑鋪滿著落葉，你光著腳一步一步的往前走，愈走愈暗，愈走愈暗，雖然很暗，但你卻不覺得恐懼，

反而有種回到家的感覺，然後你看到前方有著淡淡銀色的光芒。

你會慢慢感覺四肢彷彿有微微的電流流入體內，請放鬆，盡量的讓自己充電，有些人可能會感覺看到了森林或者是過去的一些事，放鬆，不要與之對話，只要讓你自己覺得輕鬆愉快即可。

若你不小心睡去也沒有問題，只要你覺得愉快有精神即可；若你覺得夠了，心情有放鬆而不再焦慮，就可以緩緩的準備起來，記得，一切都要緩慢，不然容易頭暈或不舒服。

結束之後請把所有的燭火吹熄，然後讓自己在黑暗中再坐一會兒，等到感覺一切都就緒了之後，再把寶石用清水沖洗一下，放回盒子裡。

寶石很適合在月圓之夜，放在礦泉水或純淨的雨水中晒月亮，記得，日出之前要收好，不然它的能量會大受影響的哦！！寶石喜歡冰冷的水和月光，那才是讓它們保持美麗與能量最好的方式。

Chapter.2

寶石能量
改善你的運勢

偏財運

案例實錄

王先生在廣告公司任職，擔任設計部門的主管，長達近二十年的設計經驗，是業界炙手可熱的人才，替公司創造源源不絕的客戶。我和他的相識，回溯至兩年前，在一個品酒活動的場合，我一見到他，就覺得這個人的能量氣場特別強，行為舉止散發出一股強烈的企圖心，直到隨意搭聊幾句之後，這種感覺又更強烈了。

設計工作很多人都戲稱是爆肝的工作，熬夜加班已經成為每個美術設計的基本條件，在客戶要求的期限之前，使盡渾身解數也要完美達陣。但是，這位王先生是個奇葩，在設計領域這個戰場上，竟然能每天準時功成身退，七點一到，拎著包包閃人。面對我的疑惑，他滔滔不絕地細數他是如何安排時間、如何安排下屬的工作，善用每一分每一秒，事情一樣可以精準到位。

但是，他這麼分秒必爭是為了什麼呢？他不加思索地回答：「省時間多賺點錢啊！養小孩很花錢的」他充分利用上班前（因為設計公司通常不太要求上班時間）以及工作間的空檔，把工作都發

落好之後，從事自己的網拍業務，一邊處理網拍，還能一邊處理公事、回覆客戶的問題，甚至交代別層樓的辦公室助理控管出貨事宜。公司裡的員工以及大老闆，心裡都很清楚他這種公器私用的行為，暗地裡大肆批評，但是大老闆也拿他沒辦法，誰叫他是客戶的最愛，他的創意巧思總是受到青睞。

我問王先生，既然對於廣告設計如此有天份，為何不自己創業當老闆，他妙人妙語回答：「如果自己出來創業，哪有時間享受投資興趣！」重點來了，一到非得留在公司監督員工的時間，也就是說，一到加班時間，他會直接拿出手提電腦，開始分析國內大樂透和威力彩等多種彩券數字分析，甚至連運動彩券也是他的分析範圍，原來這就是他所說的投資活動。從王先生的例子，我發現他不只掌握正財，為了賺錢，他連偏財也不放過。

後來，我和他會熟識起來，很大原因是王先生知道我在研究寶石，時常請教我一些寶石的問題。三不五時，就來找我聊寶石，詢問哪些寶石或水晶擺件具備招財的效果。

其實王先生的彩券分析算是偏財運，因為他已經有一份固定的工作，此為正財，除非他的正式工作是做樂透分析，這就另當別論了。我和王先生聊天的過程中得知，他研究彩券已經長達七年的時間，非常難想像有此恆心毅力。他固定每個月花兩千

元買彩券，最高曾經中過十萬元的彩金。我問他，既然研究這麼深入透徹、這麼科學，為何還需要增加偏財運。他則反問我自己不是從事身心靈工作，有時候，在努力之餘，時運是非常重要的，被他一問，我反而覺得有些不好意思了。

在他一再詢問之下，看他這麼認真地想要增加偏財運，我也只好傾囊相授。我請他回家計算一下家裡有多少窗戶，落地窗也一併算入。兩天後，王先生帶了一張自己家的手繪平面圖，由此可見，他真的非常看重這次增加偏財運的儀式。我和他仔細研究，客廳有一個落地窗，主臥室、書房和小朋友房各有一個窗戶，兩間浴室各有一個小窗，最後再加上廚房也有一個小窗，家裡共計七個窗戶。確實算好窗戶數目之後，我準備七顆直徑約大姆指長度的黃鐵礦，用乾淨的布沾玉油，將黃鐵礦擦拭油亮，將七顆黃鐵礦放入紅色絨布袋裡。另外，請王先生直接在窗戶上面編上數字，一至七號，編號的目的是方便儀式進行，號碼本身沒有實質意義。

這個增加偏財運的方法很簡單，每天早上六至九點間，從紅色絨布袋裡隨機取出第一顆黃鐵礦，將第一顆黃鐵礦置於編號一號的窗台前，接下來取出第二顆黃鐵礦放置編號二號的窗台，依此類推，直到七顆黃鐵礦放置完成。第二天早上同樣在九點以前，準備一塊乾淨的布，將這七顆前一天置於窗台的黃鐵礦

擦拭乾淨放回絨布袋內。同樣再重新取出，依次數和編號放置對應的窗台，這樣每天重覆進行直到三十天為止。我特別再提醒王先生，這儀式一旦進行就得做滿三十天，中間有任何事情無法進行就需要全部重新再來一次，每完成三十天的儀式，偏財運的效果可持續半年，心念愈相信愈專注，效果愈明顯。

經過兩個月，我接到王先生的來電，電話那頭的聲音，可以想像出他有多開心。他說，按照我提供的方法，持續進行了三十天，在三天前，他心血來潮，完全不靠分析的結果買樂透，用電腦隨機選號，結果，中了五十萬元。黃鐵礦果然奏效，運用能量開啟了王先生的偏財運。

黃鐵礦招財儀式

開運寶石：（擇一即可）

黃鐵礦	水膽水晶	鈦晶	金髮晶	沸石

準備物品：直徑約 2 公分的黃鐵礦、紅色絨布袋

儀式流程：

1️⃣ 計算家裡窗戶數目，準備相同數目的黃鐵礦，並為每一個窗戶記下編號。

2️⃣ 將黃鐵礦整理好，全數放入絨布袋內。

3️⃣ 每天早上六點至九點之間，取出第一顆黃鐵礦放在編號一的窗台，可用黏土輔助固定，依此類推，每一個窗戶都放上黃鐵礦。

4️⃣ 隔天，將前一天窗台上的黃鐵礦取回絨布袋內，全部收回絨布袋之後。以同樣模式再做一次，從袋中依序抽出黃鐵礦，依窗戶編號順序放在窗台上，連續三十天不間斷，即完成儀式。

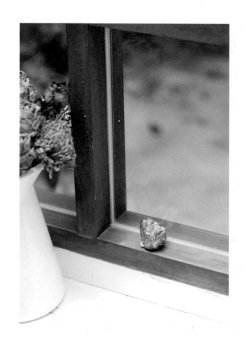

注意事項：此儀式一旦開始進行，就不能中途停止，直到儀式時間結束。

儀式意涵：

我相信增加偏財運是大家最期待的事，因為它是付出極少勞務就能獲得極大效益的運氣。但是，大家也都很清楚，偏財運可遇不可求，原因在於它需要天時地利人和，而環境能量每分每秒瞬息萬變，就好比手裡拿著飛鏢想要射中鏢靶上其中一個數字，但是這個鏢靶是旋轉動態的，速度快到眼睛無法對焦，射出去的飛鏢往往只能碰碰運氣。

黃鐵礦富有招財的能量，我們利用從袋中抽出來的隨機概念，對應環境能量，每天重新對應，就好比我們雖然無法對焦旋轉的鏢靶，但手持的飛鏢是會旋轉追蹤目標，這樣就能增加命中機率，也就是偏財運的機率。

正因為偏財運可遇不可求，所以我都會奉勸大家不要將生活重心放在偏財運，我們每天體力有限，要做的事情很多，將這些有限的體能追逐難以掌握的事，投報率是非常低的，某方面而言就像是賭博，人生不是靠運氣過活，所以一味追求偏財耗時耗力，小心本末倒置。

桃花運

案例實錄

鄭小姐是一名公務員，當初因為高考成績優異，是當年的榜首，直接進入中央工作，幾年後，受到上層的拔擢，現在是一個部門的主管。事業上的順遂發展，讓許多人稱羨，但是在鄭小姐的心裡，卻無法真正的感到開心。繁雜的工作量壓得她喘不過氣來，每天忙到天昏地暗，下班後，一個人走在回家路上，經常忍不住掉下眼淚。心裡很渴望一個厚實的肩膀，一個溫暖的依靠。

同事們的年齡層偏高，多數又已婚，無法在工作場合認識新對象。工作太忙，假日好不容易可以好好休息，不是在家補眠就是窩在沙發看電視，根本沒有參加任何社交活動的機會。就這樣日復一日，今年已經將近三十五歲，感情路仍然乏人問津，父母早就急得不得了，鄭小姐在面對工作、感情和家人的壓力下，每天有如抱著壓力鍋，好像隨時就要爆炸。

面對這樣無法認識新朋友的困境，在某一個朋友婚禮上，看到新人如此甜蜜幸福，心裡受到鼓舞的鄭小姐，下定決心，為自

己的生活做點改變，於是，她找上了我。

以我自己的經驗來說，雖然招桃花在祈福儀式裡是常見的事，但我一定都會再三確認個案的社交活動和工作情形。因為如果自己除了工作以外都不為所動，整天宅在家，再好再強的招桃花儀式效果也是非常有限，這是我特別要提供給大家的正確價值觀。

我為鄭小姐規劃出幾個招桃花的重點方法，第一，養成固定運動的習慣，可先從簡單的快走開始，目的是調整自己的心情和增加肺活量，運動重點不在時間長短，而是重在持之以恆，一週至少固定兩天運動。如果身體漸漸可以接受快走的運動強度，接下來，可以做一些簡單的腰部運動，腰部運動不是為了減去腹部肥肉，主要目的是為了增加臍輪的能量，臍輪是人體重要的性能量核心，它能增加桃花運。第二，找尋生活的第二興趣，例如報名參加自己喜歡的活動，舉凡舞蹈、語言，甚至音樂都可以，目的是增加自己社交的能量。我們的細胞具有記憶的特性，透過這些活動能增加人和人互動的能量，萬一遇到生命中的正桃花，不需要等到我們大腦判斷，自體的細胞能量就會自動尋找。

以上這些方法，對任何人來說，都是非常健康，而且能夠幫助

增廣見聞的方法。接下來,我準備一顆直徑約一公分的星光粉晶球和一個泡茶用的金屬濾茶球,將這顆粉晶洗淨後放入濾茶球裡,不論在家或在公司,就把這顆濾茶球放在杯底裝水喝,這個方式只限於一般常溫的開水,不建議飲用熱水,以免粉晶的能量遇熱消失。這是非常簡單的招桃花方法,運用粉晶的能量透過開水進入我們的體內,藉此增加身體招桃花的能量。

此外,還有一招,製作屬於自己的招桃花精油(詳細作法請參考 P.102),每天出門前,可直接塗抹在耳後或手腕內側,參加重要的社交活動前也可以塗抹,功效特別明顯。對於我提供的方法,鄭小姐一開始半信半疑,甚至有點抗拒。我跟她說,你就試試看啊,如果覺得沒有效果,再把這些東西拿回來就好了。聽我這麼一說,她笑笑地點點頭,帶著星光粉晶和精油回家去。

臨走之前,我跟她說,三個月之內就會有消息,她不好意思地笑了一下。一年後,我收到鄭小姐的喜帖,喜帖上附了一封信,信裡寫著她使用星光粉晶之後的人生際遇,她每天到運動中心上瑜珈課,認識了一群有著相同興趣的姐妹淘,女生之間,總會有個喜歡領頭的人物,帶著大家去吃喝玩樂,甚至辦起聯誼活動。在一次單車聯誼的活動,她認識了如今要共度下半生的真命天子。交往八個月,就決定攜手共度人生,字裡行間,洋溢著甜蜜的氣味。

而喜帖上的婚紗照，照片裡的人笑得燦爛，脖子上還戴著一條星光粉晶的項鍊，似乎閃耀著幸福的光芒。

星光粉晶招桃花儀式一

開運寶石：
（擇一即可）

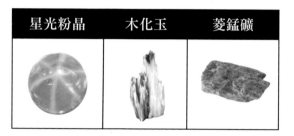

星光粉晶	木化玉	菱錳礦

準備物品：直徑約 1 公分的星光
粉晶、金屬濾茶球

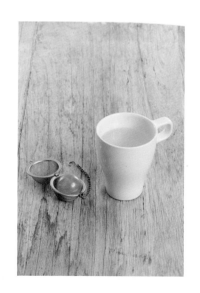

儀式流程：

❶ 先將星光粉晶清洗乾淨，放入金屬濾茶球內，使用濾茶球目的是防止飲水時不小心將粉晶給喝下肚。

❷ 每天回家記得將粉晶取出，

再將粉晶和濾茶球清洗乾淨後擦乾保存好。

❸ 開水溫度不宜過高或過低，常溫最佳，防止粉晶熱脹內縮產生冰裂紋。

星光粉晶招桃花儀式二

開運寶石：
（擇一即可）

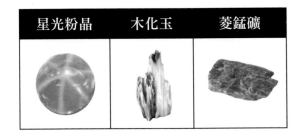

星光粉晶	木化玉	菱錳礦

準備物品：精油空瓶（瓶口不宜太小，避免寶石放不進去）、乾淨的粉晶碎石（星光粉晶為佳）、乾燥玫瑰花、基底油（葡萄籽油最佳）、玫瑰精油（純天然精油最好，主調玫瑰，其它可依自己的喜好搭配）

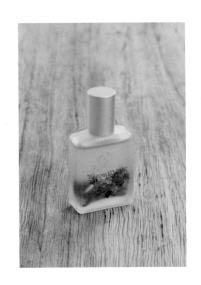

儀式流程：

❶ 製作時間晚上九點至十二點。

❷ 全身沐浴乾淨，保持心情放鬆。

❸ 將粉晶碎石一顆顆慢慢放入瓶身裡，心裡想著未來的對象，碎石放至高度約瓶身的四分之一。

❹ 再將乾燥玫瑰花整朵放入瓶內，如果瓶口太小可將花瓣摘下放入，數量以三的倍數為主，最少一朵。

❺ 將基底油緩緩倒入瓶中，倒至約瓶身的四分之三。

❻ 將玫瑰精油一滴一滴地滴入瓶內，每一滴下去時念一句：「真愛來！」若有準備其它喜愛的精油也可以在此時滴入，同樣默念「真愛來」。

注意事項：以上兩種招桃花儀式，任何時間皆可使用。精油使用前請將瓶身上下搖三次，心中同樣默念「真愛來」。

儀式意涵：

味道在生物世界裡充滿許多訊號，特別是費洛蒙，雖然人類嗅覺不斷退化，但是身體細胞仍對這些生物氣味有所反應，其中我們常用的香水就是一例。這個方法的招桃花精油是將自己的意念導入，所以除了玫瑰味道外，裡頭參雜許多訊息，我稱為能量費洛蒙，它是以能量形式存在，所以能夠超越空間和味覺限制，直接將任何可能的對象召喚，進而接近自己。最後我仍要再次提醒大家，如前面所述，桃花的基礎在於人與人的互動，如果你是屬於一天到晚宅在家裡的角色，再強的招桃花儀式也是白費枉然。

創業運

案例實錄

怡君是一個很有品味的室內設計師，在建設公司工作已經十五年了，是老闆非常倚賴的左右手。雖然說薪資老闆給得不錯，但是，工時非常長，壓力很大，她覺得自己的人生都在辦公室裡度過了。她已經結婚五年，但在這樣高度的工作壓力之下，一直讓她無法懷孕生子，更不要說什麼人際關係的經營。她覺得自己好像一匹老馬，每天都有一堆事情無法完成，舊的待辦事務還沒結束，新的又不斷湧進來，日復一日，她覺得自己快被無止盡的便利貼給淹死了。

而且她的老闆相當情緒化，若發現有什麼疏失，往往事情在還沒有弄清楚之前，就會把怡君叫進辦公室大罵一頓。之後若發現錯怪了她，也不會道歉，這種突然的情緒壓力常常把她弄得不知所措。有時在上班時會想嘔吐，長期的失眠造成內分泌失調，皮膚愈來愈差，身材也愈來愈臃腫，有時照著鏡中的自己，都覺得無法面對。後來她的身體每況愈下，決定離職，但老闆怎麼樣也不放人，拉扯到最後的共識是讓她留職停薪一年，好好的休息。

怡君不是笨蛋，她規劃在這一年自已先接案子，為未來創業打好基礎。雖然原本在公司的收入非常豐厚，自已若創業，前幾年的收入一定不夠穩定，可是以她的才幹，應該三至五年就會發展得不錯，她很有自信未來的發展。

後來當怡君開始自已接案子時，才發現事情不是她想像得那麼簡單，不知道為什麼，接案過程非常不順利。很多時候，談了半天，對方好像很有意願，但到了簽約時間點，對方就會突然取消不願意合作。或者是，終於有一些零零星星的小案子，但在收尾時總是不順利，要不是施工出了一些小狀況，或是工期延宕，需要賠償客戶的損失，增加很多不必要的支出，讓她傷透腦筋。

難道真的不是做老闆的料嗎？為什麼以前覺得很簡單的事情，現在都一直出紕漏呢？她很不甘心，若是又回到過去那種暗無天日、一直加班的生活她不願意，但若是只靠老本坐吃山空，以她過去凡事都要吃好用好的習慣，套一句話説，真的是「由奢入儉難」啊！

每個月做帳時，就是她最痛苦的時間，看著自已團團轉了一個月，結果不但沒有賺錢，還有虧損，搞得比上班時壓力還大，而且嚴重喪失自信。她的朋友看她這樣下去不行，就建議她來

找我。是不是辦公室風水出了什麼問題，怎麼會原本呼風喚雨的一姐，突然變得這麼消沉呢？

怡君是跟朋友一起來找我的，她提到目前的事業極度不順，我就問她是否覺得很多不應該出問題的環節都出現問題了？她當時還回我，何止如此，她的創業經驗可以出一本莫非定律了，每一個可能會出錯的細節都出現問題，更扯的還有認識多年的工頭突然出意外，不能幫我監工，結果我自己天天去監工，搞得每一件事情都雞飛狗跳！！

其實創業真的是要靠點運氣，在對的時機點創業，與對的人合作，遇到對的客人，以及有合適的案子，不能什麼都亂接亂做。怡君以前做的案子都是動輒上千萬的大案子，現在突然連幾十萬的案子也接的時候，她自己都適應不良。但是若不認真去嘗試，就真的什麼機會也沒有。怡君過去那些跟她很談得來的客戶，也不會給她一些小案子做，她幽幽地嘆了口氣說：「這真的是人走茶涼，世態炎涼啊！」

後來她邀請我去她的辦公室看一下風水，究竟是哪裡出了問題，為什麼錢財就是進不來呢？？我一走進她的辦公室就發現，她的玄關很暗，堆了一大堆雜物和鞋子，並且玄關燈一打開就太亮，玄關燈是水晶吊燈。我跟她說，不是水晶吊燈不行，但玄

關是進財的地方，水晶吊燈太璀燦了，搞得好像是放煙火一樣，這樣就會把財富都燒掉了。

而且她的辦公桌相當凌亂，桌上有許多的擺飾，有小人公仔和奧地利牌的水晶裝飾，一大堆亂七八糟的東西、紙張，以及喝剩的咖啡杯隨手放著，感覺起來像是個戰場。我立刻建議她把桌上的雜物整理好，公仔和雜七雜八的東西收起來或丟掉。兩人費了九牛二虎之力才把她的辦公室整理好。我跟她說，你的辦公室亂成這樣，你可以請助理或工讀生幫你整理好，或是自己好好整理，養成好習慣，玄關的雜物盡快清除，這些都是會影響創業能量的阻礙。

我建議她在玄關放一塊很美的藍銅礦，這塊藍銅礦可以安定她的情緒，並且讓她在與客人溝通時能夠更順利，而且更能幫她招財。她每天進辦公室時，先點一根精油線香在藍銅礦前，讓自己的一天有順利的開始，再開始工作。

過了半年之後，她告訴我，她的事業蒸蒸日上，很多客人都支持她出來開公司，而且她的前東家居然也沒有再阻擋她了。她說她真的沒有想到自己可以做得這麼順利，剛開始接案子的那些不順，好像厄夢一場。而她因為事業有了好的起步，決定換一個空間大一點的辦公室，這次她不再鐵齒，找我幫她看看新

辦公室的風水，以及希望我能再建議她擺放一些水晶，幫助讓她的事業運與財富運更好，當然，那又是另外一個故事了。

事業招財儀式

開運寶石：
（擇一即可）

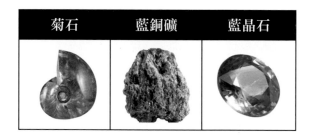

| 菊石 | 藍銅礦 | 藍晶石 |

儀式流程：

在家中的玄關櫃上擺放水晶，每天早上在水晶前燃一柱精油線香，並祈求一整天都能順利。在周日晚上九點之後，將你工作相關的客戶或貴人的名片放在寶石之下，並燃燒線香，讓自己的心情放鬆，祈求這些客戶和貴人都能協助你的事業更為順利。

考試運

案例實錄

昌明是個很謹慎的男生，做事非常的小心，有時候不禁覺得他太緊張了些。其實謹慎小心算得上是不錯的優點，可是他總是覺得壓力滿載，這個小小的人格特質在面對考試時，就變成了極大的致命傷。

他來找我時，已經準備公務人員考試五年了，每一次都是差一點點分數而名落孫山，他覺得很痛苦，後來他愈來愈嚴厲的要求自己認真準備，幾乎已經近乎自囚的狀態。平時都不出門，而且睡眠不足，神經衰弱，一點點風吹草動都會讓他覺得神經緊繃，常常覺得未來無望，一點事情就會讓他崩潰痛哭。

我建議他要不要先去看一下精神科醫生瞭解狀況，因為他的很多症狀，從我的角度來看，其實就是憂鬱症。他對自己的高要求造成了高度挫敗感，他需要告訴自己不要過度上緊發條，偶爾要鬆弛一下，不然就會像緊繃到極點的橡皮筋，會有斷掉的危機。但他對於去看精神科非常的排斥，他說他比較想要一些可以讓大腦放鬆的方式，他很害怕看醫生吃了藥，會影響唸書

的進度，於是，希望我可以教他一些能增加考試運的方式。

我感受了一下他的能量，發現他是個非常敏感而且沒有安全感的人，一坐定位時，他會非常慌張的打探四周的環境，要過一陣子才能平靜下來。他告訴我，參加考試時也是如此，如果有人一直清喉嚨或是咳嗽，他的注意力就會完全被影響。而且考卷發下來的時候，他都會先讓頭腦放空好幾分鐘，題目看了好幾遍也搞不清到底在問什麼，往往考試過了十分鐘才真正平靜下來。但等到考試只剩幾分鐘時，他又開始焦慮，再度靜不下心寫答案，所以很多時間都在不知不覺間浪費掉。此外，只要有一科沒考好，其它科也就更焦慮，感覺好像所有的事情都會一敗塗地，所以愈考愈沒有自信，愈考狀態越差。他的狀態就像是我們常說的「考試失常」，明明都知道的答案，在考場時怎麼樣也回答不出來，一考完就什麼都想得很清楚，往往扼腕不已。

其實，在寶石的世界，本來就有很多寶石是讓人感到平靜，甚至是讓人的腦波更趨平衡與穩定的能量，只是端看你要怎麼使用它們，就像古代國王的皇冠，在第三眼位置都會有一顆很大的寶石，就是要增加智慧和靈感的用意。當然，我們不方便戴個皇冠去考場，但我們可以製作一支「幸運筆」，配合簡單的儀式，就能夠為你帶來好的考試能量。

為什麼要配合儀式，其實儀式除了與神靈溝通之外，還有一個非常重要的效果，就是讓你跟自己的身心靈對話。我們每天都會有一些固定的儀式，早上起床的清醒儀式，藉由刷牙洗臉，甚至拍化妝水讓自己一步一步的清醒，這些我們生活中的儀式，其實對於大腦和情緒，都有強烈的暗示效果。我建議昌明，因為他其實是對能量非常敏感的人，所以到一個新環境時，他需要一個簡單的儀式讓自己平靜下來。

我請昌明帶兩支他最喜歡的筆來，一支筆用 AB 膠黏上青金石，另一支筆則黏上月光石。青金石可以讓思路清晰，文筆順暢；而月光石可以讓心情平靜，記憶過的東西很容易回想起來。運用這兩支筆，在滿月的時候做祈福儀式，點燃綠色蠟燭後，請求布莉姬女神祝福並給予靈感，布莉姬女神是愛爾蘭的詩歌與靈感女神，祂可以增加考試的反應與能量，每年二月一日聖燭節，就是祂的聖日，在這天祈福許願效果更好。

昌明帶回這兩支筆之後，還曾經發生過一個插曲，就是他的筆有一次居然掉了，怎麼找也找不到，他整個人急瘋了，覺得是不祥的徵兆，擔心得要命。其實這也沒有什麼，我跟他說，可以再做一支，這些祈福用品都是來幫助你的，不是要來操控你的，下次小心一點就行了。祈福用品本來就是加分用的，不要因此帶來黑暗的情緒，這是不必要的。

參加考試之前，可以先在家模擬考試，做一個簡單的儀式，想像試卷發下來之後，拿著月光石的筆，轉三圈，閉上雙眼，深呼吸三回，再開始寫答案。這個儀式起碼要做十次以上，讓你的靈魂與大腦都烙印這個儀式，這樣在正式考試上才會產生效果。

昌明回去後很認真的練習，也告訴我說，他真的覺得平靜很多，無論是記憶或是理解的效率都變高。更開心的是，他隔年真的如願考上了，還特地跟我分享他的喜樂，他家人也很開心，畢竟家人也跟著一起感受了壓力五年，這次考上，真的讓大家都鬆了一口氣啊！

布莉姬女神的靈感儀式

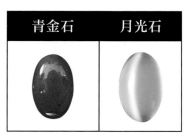

青金石	月光石

開運寶石：
（擇一即可）

準備物品：青金石、AB 膠、筆、綠色蠟燭。

儀式流程：

用 AB 膠將青金石黏在考試用的文
具（筆）上，在滿月時，點燃代表
布莉姬女神的綠色蠟燭，將能量筆
放在月光下祈福，祈求讓自已在考
試時的狀態一切順利。考試時，可
以用這支能量筆來做答，增加好運。

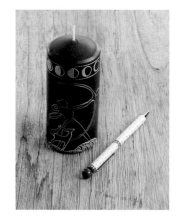

注意事項：

若是能量筆遺失不用緊張，再做就可以了。此外，請特別注意
一定要在滿月時做儀式，無論當天是否看得到月亮，那天的能

量都是很好的。再來就是 2 月 1 日聖燭節也要做儀式，那天許願的效果也是非常好。

·寶石小故事·
Lapis Lazuli

當人類歷史開始記載時，青金石即存在史書與古物裡。最早起源於新石器時期就被發現，但最令人印象深刻是古埃及法老王圖唐卡門 Tutankhamen，西元前 2000-2500 年，埃及與中東地區即發現青金石存在，青金石在當時具財富象徵，甚至也作為藍色顏料，圖唐卡門就是一例。在古埃及藍色是稀有色，也是權貴才得以使用的顏色。

在中世紀時青金石開始向歐洲發展，從教堂至宮廷都可以看到青金石的裝飾和雕件，甚至當時畫家也會和古埃及一樣，將青金石磨成粉作為顏料，西元 1665 年由畫家 Johannes Vermeer 所繪的戴珍珠耳環的少女，她的藍色頭巾即是青金石的顏料。

最令人意想不到的是青金石在古代中國宮中的應用，青金石在古代中國被認為是象徵帝王的顏色，許多帝王所使用的器皿都會塗上青金石，此外青金石也是中國古代女人的化妝品，因為非常稀少，所以只有高地位的諸侯皇室貴族才能使用。青金石在古代除代表富貴外，也代表領悟力，即是七大脈輪裡的眉心輪。眉心輪即是感應力，它能協助我們瞭解周遭人事物的變化。另外青金石在古時也作為治療憂鬱症與感冒症狀，不論在身心靈任一方面都佔極重要的角色。

貴人運

案例實證

凱特是個非常努力工作的小資 OL，在一家頗具規模的廣告公司任職，主管交辦給她的事，她都盡力去完成，從來不會推託或遲交。早上很早就來公司報到，晚上突然加班也不嫌苦。為了讓自己能夠快點升職加薪，她常常犧牲自己的休息時間，久而久之，身體也變差了，而且常常為了隔天的簡報失眠。可是她一直以來努力的付出，卻從來沒有得到過主管的肯定，最氣人的是，原本跟她同組的男同事，平時都是懶散嬉笑，從來也沒有好好認真工作過，但主管就是比較偏坦那個男同事，每次有什麼好的案子或者是飯局都會主動找他，就連晉升的機會也直接給了他。

凱特一開始還想有可能是因為性別的關係，可是後來遞補的新女同事 AMY，明明也是剛從學校畢業，沒有什麼經驗，但主管仍然是比較喜歡跟 AMY 聊天，凱特這次真的覺得沮喪，自己明明是表現比較好的那個人，為什麼主管就是看不到她的優點呢？？而且這種讓人看不見的特質不是出社會才有的，從小她在家庭中就很容易被家人忽略，在學校時也是比較難得到同學

或老師重視的人，就連交了幾個男朋友，後來都會以「在一起很乏味」或「沒有相愛的感覺」而分手，有的直接就劈腿再分手。她常常在想，自己是不是個透明人，總是得不到別人的注意與關愛，會不會一輩子就這樣下去呢？

她會來找我，是因為聽到我在廣播上跟大家分享一些寶石能量的效果。因為常常要加班，她又沒有什麼朋友可以訴苦，所以廣播節目是她的好朋友，有時候也會叩應分享自己的情緒。那天她又在辦公室一個人努力的加班時，突然有一種很深沉的寂寞和疲憊襲來，打開廣播時，正好我在跟大家分享一些寶石的佩戴魔法，她覺得這也許是一個訊息，就找到我們的粉絲團，打了電話預約諮詢。

當我第一眼看到凱特時，我只能說她身上的磁場就是平凡、毫無特色，可以說是非常乖巧，你跟她說話時可以感受到她很緊張，很怕說錯話，跟她說話會讓人覺得不自在。不知道為什麼，她給人一種很容易受傷的感覺，臉上就算有笑容，也是讓人覺得是帶著困窘的不安。我這樣形容大家一定會覺得她的外表一定很平凡吧！其實並不是哦，她雖然不是什麼豔麗型的美女，但也是長相有氣質、端莊的女孩，五官也相當的精緻，但本身的能量太弱，以及情緒的壓抑太久，所以沒有法子讓人感受到她的存在。

當她說出自己這麼多年的委屈時，雖然覺得很同情，但她的能量卻散發出一種渴求，那種渴求是一種討愛的感覺，會讓人覺得壓力很大。她從童年起就一直被忽略，她一直努力做好一個好孩子的角色，時時在暗地裡觀察大人的需要，努力表現與討好，卻被忽略了，所以她對被重視與被愛的渴求相當的高。當我在跟她分析我觀察到的靈魂能量時，她突然哭了出來，她說她一直覺得自己活得好卑微，她很希望能夠透過寶石的能量，讓別人看到她的存在，她不想再這樣下去了，對未來一點希望與期待都沒有。

我那時先建議她佩戴太陽石的墜子，她很用力的握著墜子，感覺她真的很希望能擁有這個力量，讓她像太陽一樣的發光發熱。過了三分鐘之後，可以感覺到她心情逐漸平靜下來，並且在太陽神經叢的位置也漸漸有了能量。她告訴我，她真的感覺到自己的心情愈來愈好，而且胃的位置有種熱熱的感覺，心裡沒有再那麼悲苦了。在這個時候，她的靈魂能量也愈來愈明顯，你可以感覺到她身上不再有一層厚厚的灰，而且像被雕琢過後的寶石，愈顯明亮且迷人。

她那天就決定要帶走那個太陽石的墜子，我也建議她可以許的願望，過了一個月之後，她告訴我說，大家都覺得她不一樣了，同事和客戶都跟她更親近，主管也會跟她多聊一些私事。她覺

得自己真的好像身上有太陽一樣，吸引了很多人來跟她做朋友，業績也明顯更好了，她很興奮的跟我說，也許運氣好的話，主管已經承諾她了，年底會給她加薪，明年初有機會能夠升職。

當然這種還不確定的事情，我就會建議她可以自己在家做「招貴人寶石儀式」，她按照我的方法，做了這個儀式三個月之後，她的主管還沒來得及給她升職加薪，就已經有一間更大的公司挖角她，提出更好的條件請她過去。為什麼會有這個機會呢？因為她的客戶很喜歡她，就力勸她到自己的公司上班，後來她也覺得不妨試試看，挑戰一下自己，畢竟她當初戴太陽石墜子許的願望之一，就是希望能夠在職場上有更大的舞台！

後來她到新環境上班之後，我還問她有沒有繼續做儀式，她說在大公司更要做儀式，因為更多的勾心鬥角，更需要貴人運了！！但她現在已經不像以前那麼懼怕了，她覺得自己的靈魂能量更強，而且每次做這個儀式，她都覺得自己好像補充更多的勇氣與能量，她已經把做這個儀式當作自己固定的冥想時間了。

這個儀式是為了加強貴人運而做的，大家也可以在家試試看！

招貴人寶石儀式

開運寶石：
（擇一即可）

太陽石	海水藍寶
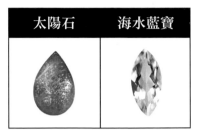	

準備物品： 三片桂花葉、紅色容器、線香

儀式流程：

❶ 在每個月十三日晚上（九點過後），摘取三片桂花葉，將葉子洗淨，放入裝滿清水的紅色容器中，將太陽石或海藍寶放入容器中一起浸泡，水需蓋過寶石。

❷ 一小時後，將寶石取出來，擦乾寶石上的水漬，並為寶石塗滿玉油或礦物油。點燃線香後，在寶石上以順時針繞三

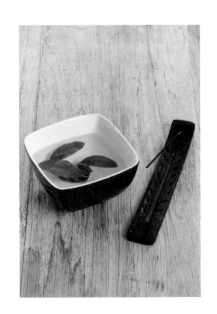

圈，並祈求帶來好的貴人運，等待線香燒完後，就可以將寶石放回書桌上的青龍位（左邊），即可招來貴人運。

注意事項：最好是每個月的十三日都要做這個儀式。若是水晶被同事碰到也不要太驚慌，你可以點個線香薰一下，就可以淨化了，千萬不要拿去曬太陽和浸粗鹽哦！

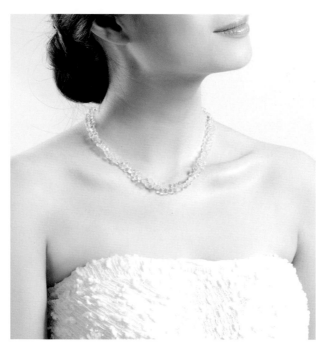

也可以配戴海水藍寶的飾品招貴人喔！

生子運

案例實錄

現在社會少子化，政府一直提出一些新政策，想要讓夫妻多生孩子，但其實很多人不是不想生，而是生不出來。在二○一五年的統計數據中顯示，每六對夫妻就有一對是不孕。當然現代人晚婚，又因為各種因素而躊躇是否要生孩子，結果時間就一點一點被延遲了，等到真正想生時，可能已經過了容易懷孕的黃金時期。

佩芬和大偉就是一對面臨這樣問題的夫妻，佩芬已經四十歲了，大偉則是四十五歲，他們夫妻的感情一直都很好，兩人在工作上的表現也非常優異，生活可以說是過得非常有品質而且幸福。

可是有一天大偉突然說出其實希望能有個孩子的願望，佩芬那時很震驚，因為她一直以為大偉沒有想要有孩子，而且兩個人那時年紀也不小了。後來兩人協議，就先順其自然試試看，其實想要生孩子的夫妻都會經歷這一段，一開始都是想試試看，沒有也沒關係的心態，但大概兩、三次受孕失敗後，就會突然開始很認真的吃中藥或吃西藥調理。

生孩子變成人生中非常重要的一件大事，佩芬夫妻就是如此，試了幾次沒有消息之後，就開始看中醫，然後看西醫吃排卵藥，後來做人工受孕也沒有成功，當他們來找我的時候，已經做過兩次試管都宣告失敗，他們沮喪的說，已經為了生孩子努力了三年，佩芬為了臥床，連工作都辭掉了，但仍然沒有好消息，他們在想，是不是真的沒有孩子的緣。

在心靈角落，我們不會排斥任何醫學的幫助，所以不會說一定要自然受孕才好或試管嬰兒是強求的，因為我們認為，若你真的沒有孩子的緣份，那你做什麼都不會有效果的。那時候我先觀察佩芬的靈魂能量，發現到她是非常的焦慮，最有趣的是，她的靈魂有一股「好強」的能量，那股能量讓她自已在臍輪與心輪都非常阻塞。我就問她是否因為很多人都生孩子了，而自己遲遲沒有消息而情緒比較焦慮。

果然佩芬就很直率的說出自已的想法，「我當然覺得很挫敗啊！我把工作都辭了，大家都認為我這麼認真一定很快就會有好消息了，我還跟同事說大家等著我的彌月禮啊！結果兩年過去了，我還是沒有懷孕，不知道挨了多少針，但我其他同事還有姐妹淘們都有消息了，大家每次看到我都在問我什麼時候有消息，我知道她們都是好意，但怎麼我就這麼難懷孕呢？？醫生也說我的身體狀態還好啊，我朋友子宮肌瘤五公分的也都懷上了，我跟我老公

什麼問題也沒有，怎麼會懷不了孕呢？我真的很不甘心！」

我觀察佩芬的能量，感覺到她臍輪的能量真的非常的弱，從脈輪能量來說，臍輪就是子宮的能量，也就是女性的能量，屬於水元素。當我在跟佩芬解釋時，她就告訴我，她從小是在男人堆長大的，她上面有三個哥哥，而且都很優秀，從小雖然父母很疼她，但她就是好強，什麼都不能輸給哥哥們，無論在課業，或者是在體育上，她的表現也都是數一數二。而且她從小就不依賴，雖然與哥哥們很好，但都不會給人嬌嬌女或者是老么的感覺，她小時候就覺得自已應該是個男孩子才對，對於很多女性的東西都很排斥，一直到高中時，因為交了幾個姐妹淘好友，才開始懂得打扮，當然她本身就是個美人胚子，所以很多人追求，但她內在還是跟小時候一樣爭強好勝，談戀愛也很快就分手了，一直到遇見大偉，大偉的個性比較成熟穩重，也讓著她，所以成功的收服這匹野馬，兩人在一起也過著很幸福的生活。

其實佩芬的靈魂裡對於女性和母親的身份一直都沒有很認同，她自己也承認，之前她是怕若有小孩，自己的人生會天翻地覆，她不想像自己的母親那樣，每天跟著孩子團團轉，失去自我。但她現在想法真的不一樣了，她覺得自己已經成熟了，她真的想要一個孩子，她很渴望做一個母親，擁有一個家庭，做菜給孩子吃。她還笑著說，她知道自己是沒有女人味，但沒有想到

會嚴重成這樣。我還特別跟她解釋，臍輪的不穩定不代表沒有女人味，只是在接受和給予女性能量上，會比較受到阻礙。

我那天就請她挑選一個讓她最有感覺的紅玉髓水晶，並幫她做了祝福儀式，請她每周六晚上要做一次寶石能量儀式，並且請YoYo 老師幫她挑一個最適合做試管的日子。

過了快一年，有一天這對夫妻又出現在心靈角落，佩芬很興奮的告訴我，後來老師幫她挑的日子她真的去做試管，而且也懷上小孩，是雙胞胎，她覺得人生真的好幸福，她還告訴我：「Eddie 老師，我真的要謝謝你，那個紅玉髓儀式我真的很認真的每周六都有做，有一天我突然大哭，因為我覺得為什麼我要讓我自己那麼辛苦，明明我的老公是這麼疼我、值得我信賴的好男人，後來我有一種很深沉的放鬆感，沒有想到，我一直以來睡眠都不安穩，居然會不藥而癒，我真的很謝謝你。」

聽到這裡，順便問她有沒有把寶石帶過來，我可以淨化和加強能量，結果這時她反而很不好意思的跟我說：「老師，真的很不好意思，後來我朋友也想要生孩子，她知道我的寶石很有能量，所以就跟我借走了，沒有想到她也順利懷孕，結果我的姐妹淘們都想要，現在已經輪到第三手了，我今天來，就是想請老師再幫我選一個，我要送給我的親表妹，她也想要生小孩啊！」

招小寶寶賜福儀式

開運寶石：

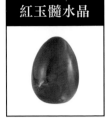

紅玉髓水晶

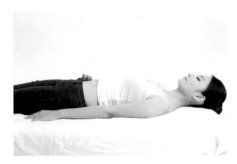

準備物品：玫瑰精油或天竺葵精油

儀式流程：

❶ 在星期六的晚上，洗好澡後，在一個舒服自在的環境中，讓自己平躺在床上。

❷ 滴上十三滴的玫瑰精油或天竺葵精油在臍輪位置，用順時針的方式慢慢的畫圈按摩，一邊按摩時一邊慢慢調整呼吸，緩緩的吸氣及吐氣，並配合著手勢的運作。

❸ 約十分鐘後，將紅玉髓放在臍輪位置，靜靜的放鬆冥想，讓身體與水晶連結，讓水晶帶領著能量的運作，直到你覺得和水晶已經合一時，就可以結束冥想。

注意事項：一旦懷孕之後，或者是在受孕期行房之後就不要再使用任何精油，直接把紅玉髓水晶放在臍輪位置即可。

旅行平安運

案例實錄

陳先生擔任國內知名記憶體公司的海外業務,平均一個月至少需要出國一至兩次,舉凡美、歐、中東地區都是常去的地方,因為認識他,我才逐漸明白台灣半導體代工在全世界扮演舉足輕重的角色,由於常常出國的關係,陳先生會固定每個月找我檢查身體氣場,看看是否有些不乾淨的能量,順便他會和我聊一些外國的趣聞。

後來,我發現陳先生來找我的次數少了,從原本一個月變成兩個月才過來找我,一問才知道公司海外擴點,要開的會議愈來愈多,不像以前還能每個月回台灣,有時候甚至兩個月才能回來一次。他問我有沒有關於旅行平安的寶石儀式,一般來說,我大都提供祈福寶石給這方面需求客人配戴,但陳先生希望讓能量可以比較持久,除了配戴以外,他還要求能有儀式輔助。

首先請他先提供家裡玄關的照片,因為陳先生經常出國,所以只有在台北市租個小套房,不像一般居家有足夠的空間裝潢玄關。我看了一下方位,陳先生家的大門進來開左邊,所以建議他直接

購買一個一百二十公分以上的櫃子做為玄關，這樣進家門才不會直接看到客廳。有了櫃子做為玄關之後，我為陳先生準備一個大約三十公分高的紫水晶柱，紫水晶柱屬於風元素，具備靈活和彈性，我請陳先生把名片壓在紫水晶柱的下方，將每次旅行的電子機票列印出來同樣放在紫水晶的下方，這樣就能確保他一路平安，此外，紫水晶柱還能增加陳先生的智慧和判斷力，讓他在平安無慮的前提下，財源廣進。

接下來準備五顆糖果，平時就放在紫晶柱四周圍繞一圈，只要遇到出國的時候，直接將五顆糖果全數帶在身邊，每到一個國家就含一顆糖，象徵紫水晶的能量進入全身，以強化氣場增加好運。出國一趟回家馬上再另放五顆糖果在紫水晶周圍，直到下一次出國，再將五顆糖果帶出去，如果每次出國要到六個以上的國家，就多放幾顆，寧可多放，不要到時需要卻不夠。

我仔細查看陳先生的氣場，他是一個非常努力在事業的人，所以每當遇到突如其來的壓力會讓他的胸口感到不適，以致他常覺得胸悶又疲憊。所以我另外為陳先生準備一顆大小約三公分長的紫水晶柱，要他隨時帶在身邊，這支紫水晶柱其實和玄關擺放的那支屬於同一個礦區，所以能量質性較為接近。目的是加強陳先生的氣場和家裡的連結，不論旅行到天涯海角，能量都能源源不絕地供應補充。

我也建議陳先生每次下班回到旅館，利用沖澡時將這一小支紫晶柱取出來，配合呼吸輕輕按摩胸口，放鬆呼吸以釋放壓力，熱水也有助於帶動水晶能量，在使用上不要將水晶浸泡在熱水裡，以免影響能量。

紫水晶柱平安儀式

（國外工作、旅行、出遊適用）

開運寶石：

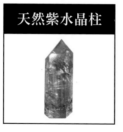

天然紫水晶柱

準備物品：長約三十公分高紫晶柱（置玄關）、長約三公分以上紫晶柱（隨身帶）、糖果、自己的名片、電子機票輸出

儀式流程：

❶ 將大的紫水晶放置玄關櫃上，櫃上不得擺設其它物品，紫晶柱要確保乾淨不得有灰塵。

❷ 將名片和電子機票放在紫水晶底下，糖果圍繞紫水晶柱一

圈，數量依旅行次數而定，可以多準備一些。

3 小紫水晶柱平時沒出國時可放在大紫水晶柱旁補充能量，但需要時隨時可帶出門，不一定僅限出國才能使用。

儀試意涵：

放置玄關的大紫晶柱好比是家裡的守護神，守護家裡的財庫、健康和心靈，讓住在這家裡的人更有安全感，家人向心力也會更好。隨身攜帶的小型紫晶好比大紫晶的孩子，跟隨主人至遠方旅行，但仍受到大紫晶柱無時無刻的守護，在家中做好儀式，出外遊子定能安心許多。

玄關的重要性

玄關在古時候是外面和家裡出入口的一個緩衝空間，在日本就是擺放鞋櫃和雨傘以便穿鞋之處，在中國是入門看到一個屏風，屏風後頭才是中庭和住所，雖然我們現在都住在公寓都市裡，但是玄關反而更趨重要。

整理好出門經過玄關，就心理層面來說，就是穿好盔甲提起武器準備出門打戰，讓我們做好心理準備，回家後經過玄關，卸除盔甲後放下心防，安心入內，玄關不論在生理或是心理都對我們產生莫大影響。

既然能掌握到這層重要性，所以直接在玄關上擺放風水寶石就變成生活常識，能增加我們的財氣、貴人和好運氣，好的風水寶石能將家裡的財氣顧好，開門外出不讓財氣外洩，相反地，開門入屋將外面穢氣阻擋在外，這都是玄關和風水擺件搭配的默契和重要性。

心靈健康運

案例實錄

每當我問大家何謂健康？大家眾說紛云，我們來看看世界衛生組織如何定議？「健康不只是為了消除疾病或體弱，而是身體、精神與面對社會壓力之完全健康狀態。」所以真正的健康不僅指的是身體和心理，更重要的是面對挑戰的抗壓性。

從事身心靈事業多年的自己，特別有感觸，有一種東西我們很少去探討，但是大家都非常需要，那就是快樂。現在的人真的好不快樂，據我個人觀察，如果以年紀做分佈，年長人較年幼的人不快樂，這情況有逐年年輕化的現象，這或許和我們對未來的不確定性不知如何是好有關。就財富觀察，有錢人遠比一般人還不快樂，我常在想如果我的觀察屬實，真不知大家追求財富目的為何，因為財富並不等於快樂，這說明一件事，我們一直被錯誤方向誘導，快樂本身是凌駕在物質之上，但我們卻一直迷失，想用物質來填滿我們無止盡的欲望。

我會對紀小姐印象深刻是因為有一次預約占卜遲到，將車子並排停車請我們幫她找一下車位，因為當時沒人會開車，我就直接幫

忙，當接到鑰匙在手中時瞄了一下…疑？上頭的英文名字不是知名的超跑嗎？我帶著緊張又期待的心情匆忙下樓，果然已經有人用手機在拍車子的照片，我趕緊先將車移走，那次經驗足足讓我興奮一週。

紀小姐雖然父親經商成功，開了許多家公司，但勤奮努力的她，似乎想證明自己不是靠爸族，不在家裡的事業工作，反而自己出來創業，也有所成就，但因為個性上常與家人衝突，每每提起自己的父母就眼睛泛著淚水，所以也報名許多身心靈課程。以紀小姐好強和認真的個性學習速度很快，但就是無法放鬆情緒感受能量，這也造成她學習的一大阻礙，我花很多時間在和她討論情緒問題，某天她直接問我，如何讓她的家人快樂？

我才明白原來她的父母都有在看精神科醫生，但她認為服藥根本不是解決之道，我告訴她醫生有專業知識，一定是評估過才知道如何處理比較好，我能夠做的就是用寶石能量輔助父母的情緒，但不能取代治療。而父母也要配合我們的方式和寶石互動，這樣才會有效果。結果出乎我的意料之外，紀小姐的父母竟然願意使用寶石能量。

我準備了兩顆各重達五公斤的天青石球、一盒印度線香、兩個琥珀墜、一個直徑約四十公分的水晶缽，我請紀小姐幫父母各準備

一個瑜珈墊，晚上回到家洗完澡後，將琥珀墜子戴上，鍊子長度儘量讓琥珀貼近胸口，光腳盤坐在瑜珈墊上，如果腰酸不便，屁股底下可再墊軟墊，或是坐在小凳子上雙腳貼近地面。將天青石球放在面前，請紀小姐點燃一支線香，待父母準備就緒，請父母閉上眼睛，手觸摸天青石球，最後紀小姐敲水晶缽，讓缽聲繚繞室內，每五分鐘就敲擊一次，如果父母坐久不舒服可以起來走走都沒關係。

坦白說，我告訴紀小姐這個方式，內心並沒有抱持著太大的期待，因為家人關係在身心靈裡是非常大的課題，我的目的無非是希望透過天青石球和水晶缽讓父母先轉移注意力，寶石能量也能淨化他們身體，進而促進健康。沒想到隔天紀小姐打電話來說，太神奇了，當她敲完缽時想說自己也閉目靜心一下，突然有種情緒湧上心頭，不知不覺眼淚竟流出來，直到敲第三次時母親睜開眼看到紀小姐流淚，自己也不禁流出淚來，母女倆相擁而泣，在旁的父親也眼眶泛紅，她說沒想到青天石球和水晶缽的效果竟然如此療癒。

我非常替紀小姐感到開心，因為解鈴還需繫鈴人，家人在一起難免會有些衝突，這些衝突當下無法解決時先輕輕放下，應透過正確方式讓家人情緒能一起得到轉移和抒發，待心情平靜再來面對議題才是解決之道。剛好寶石在情緒抒發裡發揮了效果，凝聚共

識，反而讓家人的心重新聚在一起。兩個月後，紀小姐打電話來說，現在睡前的寶石靜坐反而成為家庭活動，連她弟弟也一起加入，更重要的是精神科醫師處方用藥量也降低了，家人對自己和彼此也愈來愈有信心，說話也比以前更加體諒與和諧。

天青石心靈健康儀式

(生理、心理、冥想皆適用)

開運寶石：

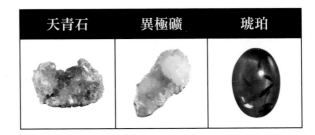

天青石	異極礦	琥珀

準備物品： 配戴天然琥珀墜子（百貨公司專櫃寶石店家都有販售）、天青石球（建議三公斤以上，如果找不到可以白水晶球取代）、水晶缽（愈大愈好，網路上都有販售）、線香（味道不要太濃郁）、瑜珈墊（可盤坐）或小椅子（可光腳觸地）。

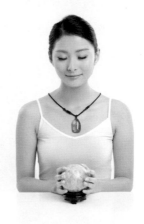

儀式流程：

❶ 洗完澡放鬆心情，著寬鬆衣服。

❷ 將琥珀墜和天青石球放置在水晶缽旁邊，側敲水晶缽，利用缽的震頻淨化寶石。

❸ 將琥珀墜配戴上，坐在天青石球前，閉眼雙手觸碰水晶球，心情保持平靜。

❹ 請旁人點上線香開始敲擊水晶缽，聲音不在宏亮貴在持久，如果只有自己一人，可先點完線香和敲完缽再回到瑜珈墊上，閉眼靜心觸摸天青石球。

儀式意涵：

人類本來就來自大地，只是在這科技進步的時代，人類早已淡忘自己是自然界的一份子，我們的感官系統逐漸朝向科技物品邁進，心靈力量也因此愈來愈少使用，逐漸封閉，同樣來自大地的寶石剛好可以扮演這座橋樑，透過寶石能量開啟我們的智慧心靈，將生活的瑣事、煩惱和肉體的不適，藉由寶石釋放至大地。

天青石象徵大地，琥珀墜象徵橋樑，線香象徵治療之風，水晶缽的聲音象徵大地之母的祝福，我們只要放鬆心情，信任大地能量，透過寶石就能給我們身心療癒，得到最真誠的祝福，那祝福就是快樂。

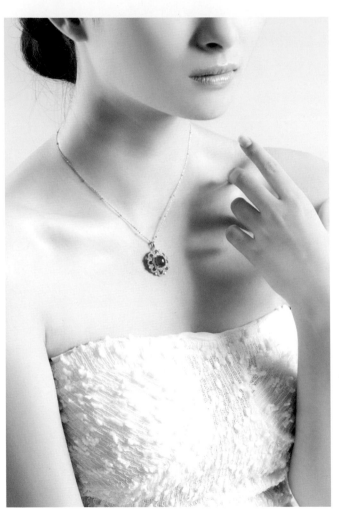

隨身配戴紅寶石飾品，也有淨化心靈的作用。

升遷運

案例實錄

升遷運大家都聽得懂，但實際內容相信很多人不甚瞭解，如果你的工作屬業務，提升業績是和升遷有直接關係。如果是從事服務業，除了平時服務外處理好客訴，帶給客戶有個滿意印象可能和升遷有關。如果你是技術人員，當然維持品質穩定就和升遷有關。依此類推，提高升遷運要從自己的工作內容著手，這樣才能命中目標，祈福才有效果。

另外還有一種不屬於工作範疇，那就歸納為政治因素，例如公司派系人馬角力競爭，此時選邊站和見風轉舵就變得十分重要，就算人和也有一半是要靠自己實力，提高升遷運勢就是強化我們工作的天時和地利。

會認識小陳是因為有一次他和我聊到工作情形，之前從事行銷企劃相關工作，雖然小陳在工作上有熱忱衝勁，但喜歡單打獨鬥的他卻很討厭和同事溝通協調，凡事喜愛自己卯起來幹，所以工作到最後不僅得罪了同事，更讓主管對他傷惱筋，甚至主管還詢問他是否考慮換其它工作。我也勸過小陳，在這時代打的是團體

戰，你這樣硬幹不僅沒有效率而且會累死自己，但是江山易改本性難移。

最後小陳果真離開了這個行銷部門，他問我該何去何從？我心想當初建議不聽才會如此，仔細想想也對，前主管都勸不聽，他又怎可能聽我的勸？我仔細思考是否有屬於單打獨鬥的工作，就隨口問他是否考慮保險或房仲業務？一說出口心裡就後悔，好像這兩種業務目前都不太好做，沒想到小陳直接說那就做房仲吧，他還非常開心感謝我的提議，但我自己心裡則一陣錯愕。

一年過後，有一天小陳忽然來找我，隨手還帶個伴手禮，原來他進房仲業後因為敢衝敢拼，得到客戶的信任，公司主管看他新人竟如此有活力，將公司手頭上幾件爛攤子交給他試試，沒想到小陳竟然完成其中兩件成交。我聽得目瞪口呆覺得好像一場夢，當然心裡是著實替小陳感到開心。

話鋒一轉，小陳臉色開始下沉，「Eddie 老師，目前公司想要擴點，要找店主任，我希望你能幫我爭取到這升遷機會。」我說你業績不是不錯嗎？應該機會很大啊！小陳說他有向主管爭取，但主管說需要再考慮，因為店主任需要兼管理職，不單只是業績，還需要同事間溝通協助能力，他覺得小陳是強兵，暫時不是強將。我覺得他主管說得沒錯，但小陳說一年多前我離開前公司就

是因為溝通協調不足，現在我在這家公司表現不錯，他有種雪恥的心態想證明自己，我說小陳，這不一樣吧。

既然小陳又來找我，我決定為他試試，至少讓他在工作裡得到信心，自己心裡非常明白影響升遷運勢的面向很多，純以寶石能量影響本來就有一定層面的難度，所以不斷提醒小陳，寶石升遷祈福只能參考不是絕對，和同事之間的溝通原本就得靠平時互動累積，管理更不是口號，是一種觀念。小陳的身體氣場屬於活力型，所以能量會隨著他的情緒起伏上下波動，當他想說服客戶時，這樣的能量特質成為最佳說服力，但是如果是面對同事，因為懶於溝通，所以讓同事們有種被不耐煩對待感，這也是小陳的問題所在。

面對這情形，我先幫小陳準備一顆葡萄石墜子，鮮嫩的綠葡萄石能讓小陳的情緒穩定下來，卻又不影響他的業績。我準備一包橄欖石祈福袋，讓小陳直接掛在他辦公室座椅下方。再準備兩個馬克杯，拔下自己兩根帶根的頭髮，一根捲好後用膠帶黏在主管名片上，另一根則黏在自己名片上，兩張黏好後再對摺讓頭髮藏在名片裡頭，最後將這張摺好的名片分別黏在兩個馬克杯下方藏好。最後再將橄欖碎石倒入壓著主管名片的馬克杯大約七至八分滿。

每天小陳一進公司，拿起自己名片稍摺當作湯匙，從主管馬克杯撈起一些橄欖碎石至自己杯中，隨著日子經過，主管馬克杯橄欖石會愈來愈少，便可以將馬克杯輕輕倒在名片湯匙上，以利儀式進行，這儀式可在家裡或公司進行，在公司進行效果最強，但要防止其他同事的眼光，像小陳就直接把馬克杯藏在桌下檔案櫃裡並上鎖。

原本一個月內就該抵定的人事案，竟拖了快兩個月，最後原本要上任的新店主任的同事竟因要另謀高就離職，據小陳說是被同業高薪挖角去做主管，所以在缺人情況下，主管只好安排小陳接手新據點，終於讓小陳圓了這個升遷夢。

升遷祈福儀式

開運寶石：

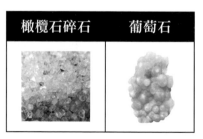

| 橄欖石碎石 | 葡萄石 |

準備物品：配戴天然葡萄石墜子（百貨公司專櫃、寶石店家都

有販售）、橄欖石碎石（巴西產地為佳）、紅色絨布袋 (10 X 10 公分以內)、馬克杯 X 2 (不要太小，讓名片對摺後可順利藏在杯子下方)。

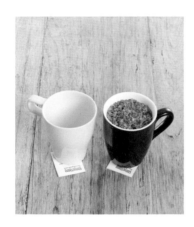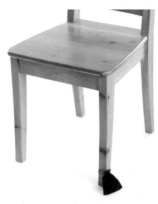

儀式流程：

1 將碎橄欖石到入紅色絨布袋約六分滿，綁好後直接繫在公司椅子下 (如果擔心碎石跑出可先放入密封袋，再將密封袋放入布袋中)

2 準備自己兩根帶根頭髮，捲好後用膠帶分別黏在自己和主管的名片 (主管名片若是主管摸過或親手交給自己的效果更好)，頭髮黏好後再對摺，再用膠帶將對摺名片各別黏在馬克杯底。

3 將主管馬克杯倒入橄欖碎石至七、八分滿。

4 每天上班一到公司就用自己名片當作湯匙從主管杯撈一匙橄欖石到自己杯內。

儀式意涵：

橄欖石和葡萄石本身即能帶來好運，升遷這事本就屬機緣，橄欖石能量更能對應。配戴葡萄石可增加自己財富和好運氣，讓這些好能量隨時綁在身上帶著走。儀式中提到裝橄欖碎石的紅色絨布袋，掛在椅子底下象徵好運推著自己步步高昇，坐在辦公椅上能量愈來愈好。另外能當上主管除了專業外一定有好運勢，用主管名片包著自己頭髮象徵公司有升官缺額時主管能時時想到你，當然前提是自己不能表現太差，每天藉由橄欖石轉移象徵主管好運也能加持到你身上，沾沾他的喜氣。

整個儀式時間可視公司人事公佈結果而定，換句話說在人事結果公佈前都可進行。平時也可以進行，不過建議平時執行貴人寶石祈福儀式（參考 P.119）可能效果會更好，如果自己杯子的橄欖石已盛滿，可以收集好做為自己的聚寶盆裡的碎石。另外還需注意一點，就是當自己主管也不得上司喜愛，代表他的運勢不佳，此升遷儀式就不宜進行。

總而言之，升遷三成靠機運，七成靠自己，寶石祈福本推那三成，所以自己的實力和人際才是升遷主力喔！

·寶石小故事·
Peridot

橄欖石又稱 Olivine，其顏色如其名宛如綠橄欖般，橄欖石在人類歷史上扮演非常重要的角色，它橫跨歐洲、埃及和亞洲等地區，其中最讓人印象深刻是希臘故事。

希臘首都雅典即是為了紀念集智慧和才藝於一身的戰神雅典娜，話說當初海神波賽頓和戰神雅典娜希望將這座城市列入自己保護之下，波賽頓認為這都市靠近大海，本來就是屬於他管轄範圍，但雅典娜認為這座城市才是屬於她的，為這事兩人爭吵不已，天神宙斯只好召開天神會議討論如何解決這問題，會議結果是任一方能送給人類一個生活必需品，即可擁有這座城市。波賽頓聽到馬上舉起他的三截叉將一座海岸上岩石擊碎，碎石從空中落到地面變成了馬匹，波賽頓希望人類可利用馬匹解決交通運輸和耕作問題。雅典娜女神看了微笑取出她的長槍，將長槍對準地面插入，結果長槍變成一顆橄欖樹，雅典娜認為橄欖樹具有美化都市效果，最重要它是經濟作物可煉出橄欖油，雖然市民很喜歡馬，但更愛橄欖樹，故選擇雅典娜女神，並將都市命名為雅典。

古埃及人相信橄欖石是太陽之石，因為它在夜晚會散發出光芒，如果將橄欖石鑲在盔甲上，可以防止被敵人的武器刺傷。傳說橄欖石礦區原在紅海裡的一座名為 Zabargad 的島上，在十字軍東征時被發現，將橄欖石帶回歐洲，基督徒將橄欖石用來裝飾教堂和所穿的長袍，後來拿破崙還將橄欖石視為至寶贈送給約瑟芬。

寶石能量小學堂
Part.2

🔮 如何挑選適合自己的寶石？

常遇到很多朋友問我，到底如何挑選適合自己的寶石？我都會提醒大家先不急著挑選，既然是想要藉由寶石的能量提升自己，一定是相信寶石能量能協助我們處理生活事務，所以在挑選之前，應該是先瞭解自己所需。

前面的章節介紹幾個人生常見的課題，不外乎是事業、財富、貴人、愛情、健康、家庭和身心靈，所以在思考自己的需求時，不妨可以從這幾個面向著手，或許有些人會覺得這樣尋找自己

需求是否過於世俗？但是，我們需要明白學習身心靈的最終目的是解決生活的煩惱，並非逃避，不去面對生活課題，也就是說，一個健康的身心靈價值觀，追求的不是極大化，而是生活的平衡，不可因噎廢食。

我們除了可以利用顏色來對應自己的需求外（請參考 P.75），最重要的是，可以利用自己對於這顆寶石的感覺來挑選，這時一定又有朋友會問，如果沒有特別的感覺怎麼辦？其實沒有感覺有兩個原因，一是自己對需求仍未確定，換句話說，你愈是重視自己的需求，你的渴望度就會愈高，渴望會轉化成欲望，欲望會轉化成連結的能量（參考下圖）。第二個原因是自己看過的寶石數量仍不足，當我們接觸寶石，累積到一定的數量，敏感度一定會足夠。

確認
自己需求 → 渴望
（欲望） → 對寶石能量
的敏感度

最後要再次提醒各位，挑選寶石時，不論是墜子、戒指和手環，一定要試戴看看，唯有真正試戴才能產生連結，自己也可以比較看看，一顆天然的寶石放在櫃台展示和配戴，其顏色和光芒都會不同，這是很正常的現象，因為寶石的能量會跟著週遭氣場而轉變。一般來說，如果這顆寶石真適合你，那它戴在你身上所閃耀出來的光芒會更動人！

🔸 寶石如何分辨真假？

目前市面上寶石介紹的書籍琳瑯滿目，不論是實體書或是網路上的資訊，我想只要有心，不難吸收到這些知識，甚至如果想要走專業領域，GIA 也有設立台灣分校，只要自己的時間和財力足夠，考個 GIA 證照我想都不是難事。在這個以服務為導向的時代，直接交由專業鑑定中心或是值得信賴的店家分辨真偽，我想是最快最有效率的方法。

(註 :GIA 全名 Gemological Institue of America 美國寶石學院，成立於西元 1931 年，是學術鑑定機構，只負責鑑定，不負責買賣，提出鑽石 4C 標準，Cut 車工、Carat 克拉數 (重量)、Color 顏色、Clarity 淨度)

這裡我要和大家分享的是自己分辨寶石的經驗，這些經驗有些是邏輯思考，有些是業內不對外公開的事，但重點是都不需要花費任何金錢，只要對寶石有熱情，喜愛它帶給我們的能量和希望，相信人人都可以成為石神！

心法一：多看多比較

寶石是天然的，所以全世界不可能有兩顆寶石長得一模一樣，所以我都會建議大家多看寶石。你可以想像自己爬上高山看過

日出，你就知道那日出的美好，同樣的，當你看過最美的紅寶碧璽，比它次等的就非常明顯，看過幾顆紅寶碧璽之後，這些寶石在你心中自然就會有名次了。所以前提是寶石在天然的原則下只要多看多比較，你對寶石的熟悉度自然就高，哪怕忽然出現一顆人工寶石，你自然會覺得哪裡怪怪，感覺就是不那麼自然。

心法二：價位無法決定一切，但是過分的低價格絕不會是等級高的寶石

我自己除了免費鑑定寶石能量外，也有專業鑑定師為客人提供服務，這幾年非常流行電視購物，所以許多客人紛紛提供這些寶石讓我鑑定能量。首先，我們要瞭解一件事，寶石是天然的，不像工業產品生產量大而降低成本，天然的礦物挖出一個就是少一個，我們自己可以想像，如果手上握著一顆質量好的寶石，你會願意賤賣嗎？再來是金價和師父的工法，扣掉這些成本後，寶石價格還剩下多少？我相信這是邏輯問題，大家可以自己去思考。

心法三：通路來源

多數人願意花大錢去專櫃購買精品名牌寶石，因為除了寶石本

身的價值外，品牌也代表一種保證和信任，對於對寶石不那麼專業又有些許財力的人來說，我是抱持樂觀其成的態度，至少不會買到假寶石。相反地，如果你是對寶石有一定程度的瞭解，我的想法就會有所差異，我們都明白在商業行銷裡，往往品牌價值決定這顆寶石的定價，換句話說，你花一百塊所拿到的寶石，實際上有七十塊是在買這品牌，剩下三十塊錢才是寶石真正的價值，這也難怪每年全世界精品在行銷推廣裡不惜砸下天價成本，再換句話說，這並不影響這些精品寶石轉手價，因為品牌的確決定一切！所以我們購買任何寶石，自己心中要有一把尺，到底自己花的錢是買品牌還是真正買這顆寶石！

心法四：間接從金工來探索寶石價值

這部分的難度是對金工要有些瞭解，何謂金工，就是寶石以外的東西，特別是金屬部位，舉凡墜臺、戒臺、任何金屬部位。一般人較難區分 925 純銀和 K 金的差異，最多能從重量產生主觀感受，只能上機台去檢測，這裡指的是金工的外觀部位。

寶石為何要爪鑲？為何要包邊？爪鑲大多數是針對刻面寶石（車工寶石），多數透明度佳的寶石會經過車工讓它的火光更耀眼，爪鑲的目的就是在干擾寶石火光最低程度下，為寶石固定在臺面的一種方法。依寶石重量和車工方法不同，有三、四、五、

六等不同數量的爪鑲，採用爪鑲的寶石，其座臺多半會鏤空以方便光線進入寶石反射，讓火光效果更好。包邊主要是針對不透明或是蛋面（弧面拋光）寶石為主，寶石重量多半會比較高，採用包邊方式讓寶石更不容易從臺面掉落。

瞭解這些金工原則後，我們可以到商場專櫃去觀摩練習，明明是一顆爪鑲的寶石，為何底台要封起來？底台封起來不是會增加銀和 K 金成本？又例如，明明是圓形車工的寶石，為何不用爪鑲要用包邊方式？這顆寶石很完整，為何其中一角落要用金工作成的葉子蓋住？有時魔鬼就藏在細節裡，待我們慢慢去發覺，很有可能這些方法就是商人用來掩蓋寶石缺陷的小聰明。

心法五：異象水晶最無法評估市場價值

相信熱愛寶石的朋友，每一種寶石哪怕是溪邊或是海邊撿到的，只要自己喜歡，這些寶石都會是心肝寶貝。我這裡指的是具備市場價值。以鑽石為例，GIA 鑽石會依顏色和淨度依照重量排出期貨價格，這部分和貴金屬有相同指標，所以在鑽石市場裡，只有品牌和金工才是真正具備獲利空間，相較於鑽石，有色寶石套利空間明顯較高，舉凡剛玉、祖母綠、碧璽等高等寶石，動輒每幾年就以一定比例成長，其中如丹泉石或紅寶碧璽，其成長速度更是驚人。

現在我們來瞭解一下異象水晶,從名稱上就可得知以水晶為主(石英家族),舉凡綠幽靈、金髮晶等等,或是混合多種礦物產生某種異象感和神祕感,我在這裡要強調的不是能量,而是市場價值,因為它們難以估價,所以市場價值存乎每位欣賞觀察者的心裡,有些人認為是無價之寶,故開出誇張的價格販售。

我的建議是在合理範圍內,這些異象水晶都是可以選購,就能量層面有些異象水晶也能發揮出強大的效果,但在市場價值裡因為它們難以評價,沒有標準,所以價格最為混亂,甚至造成有行無市的局面。

🦪 常見的 10 個寶石能量 Q&A

Q1：剛拿到寶石時，如何清潔保養和維護能量？

A：

❶ 墜子、戒指等飾品，可用羊皮布直接輕柔地擦拭寶石，金屬臺面可用拭銀布輕微擦拭，切記勿用洗銀水，它會破壞金屬表面的電鍍材質。

❷ 結晶硬度高的寶石擺件可用乾淨的溼布擦拭，擦拭後再塗上玉油（無香精嬰兒油也可以），可將水份鎖在寶石裡，保持寶石能量處於最佳狀況（如晶洞、晶簇、晶柱、晶球）。

❸ 硬度低易碎的寶石擺件可以用靜電紙或電腦吹塵器清潔，避免灰塵累積，影響能量，這類寶石切記避免碰水。

❹ 平時可用薰香淨化，強化寶石能量。

Q2：進行寶石儀式有哪些需要注意的地方？

A：

❶ 瞭解自己的需求，過程專注。

❷ 進行儀式的寶石週邊保持整潔，寶石本身更忌灰塵。

❸ 儀式所產生的祈福能量，需要靠實際執行才會有發揮空間

（若我們整天宅在家，再強的招桃花也沒用）。

❹ 認真祈福，平常心看待，盡力落實本份，才會發揮最強大的效果。

$Q3$：寶石能量會有用盡的一天嗎？是否有例外？

A：

基本上不會用盡，寶石的生成條件長達數萬年以上之久，只要平時注意保養，寶石能量可以長長久久。

遇到巨大事件，寶石為我們阻擋災禍，或是過度消耗為了補足我們的身體能量，甚至是使用上不小心碰撞，導致寶石斷裂或碎掉，能量的耗損相對比較嚴重，但也不至於用盡。

$Q4$：寶石是否愈大或愈重就愈有能量？

A：

原則上是正確的觀念，這種說法建立在同一種寶石的比較才有意義，例如紫晶洞和紫晶洞相比，大的白晶柱就會比小的白晶柱能量來得強，硬度高質量佳的白晶柱，又稱激光水晶，就比一般的力量來得更強大。

我建議在預算和空間允許的前提下，選擇質量好的寶石功能使用，會比等級低又小的寶石來得有彈性和實用。開始時大家想說買小的寶石試試，等到真的發揮祈福效果時，才後悔當初沒挑選比較好的寶石，這些都是客人們回饋給我的經驗。

Q5： 不論是配戴型的寶石或是擺件型的風水寶石，是否多多益善？

A：

我去辦公室或居家看風水氣場時，常會遇到當事人擺放林林總總許多寶石擺件，或是身上配戴一堆飾品。我要特別提醒大家，寶石能量首重平衡和諧，在這個原則下，寶石能量才會發揮極大化。如果自己不是敏感體質，或對能量沒有絕佳的觀察力，則有賴專業的能量師來做寶石能量規劃，才是最佳的決定。所以常會一進家裡就覺得頭昏腦脹，或是臥室寶石太多，在強大能量下反而讓身體大腦無法安靜入睡，這些都是我們需要注意的地方。

Q6：配戴型和擺件型的寶石能量有何不同？

A：

	配戴型寶石	擺件型寶石
能量影響	個人	空間
能量強度	弱	強
使用彈性	大	小
能量深度	深	廣
儀式執行	強	強

Q7：請問寶石許願結構有那些？

A：

元素型：依自然五種元素和寶石顏色和屬性做連結，這五種元素分別為風、火、水、土、靈（電），整理如下：

	紅	橙	黃	綠	藍	靛	紫	白	黑
風					◆			◯	
火	◯	▢	◯						
水					◆	◯			
土				◯					●
靈							◆	◯	●

精靈型：精靈喜愛天然寶石，直接邀請他們協助寶石祈福，以實現配戴者的願望。實際執行並非讓精靈住在寶石裡，而是每顆祈福寶石裡有結界，該結界直通精靈世界，合作模式是精靈會努力執行配戴者的願望，直到配戴者離開人世時，精靈獲得這顆寶石所有權。

元素型祈福優點：在配戴者能量狀況佳前提下，能將寶石祈福能量發揮至最大化。缺點是狀況不好時能量會變小，甚至消失。

精靈型祈福優點：不論配戴者能量狀況如何，寶石祈福能維持一定品質。缺點是無法透過配戴者將寶石能量發揮至最大。

Q8：寶石祈福和一般廟裡求的平安符有何不同？

A：

平安符本身沒有能量，主要依靠廟裡師父透過持咒意念配符平安符上的圖案將加注進去，使其產生祝福效果。因為整個祈福過程端看師父的修為，所以禁忌會比較多，例如不能將平安符帶去上廁所，甚至女生月事來不能配戴，以免影響平安符上的能量。

	平安符	寶石祈福
取得難易	易	難
能量流向	由外而內	由內而外
維持時間	易受環境影響，逐漸下降	永遠
配戴禁忌	有	無
文化差異	各文化各家門派方法	跨文化領域，無差異

Q9：寶石保證書和寶石鑑定書的區別？

A：

保證書是販售寶石的公司或店家，以公司的信用為基礎，保證消費者所購買寶石的品質和來源。鑑定書直接透過科學設備和儀器來鑑定寶石，透過鑑定結果將寶石資訊記載出來。排除公司行號和鑑定單位等變數，寶石鑑定書會比保證書來得更有效力。

Q10：寶石祈福較少提到中國玉石，請問玉石能帶來祈福能量嗎？

A：

在寶石分類裡主要區分為軟玉和硬玉，墨玉、黃玉、碧玉等為軟玉，硬玉即是輝石玉，就是我們常稱的翡翠。不論是那一種

玉都較少運用其寶石能量，主因是祈福需要有目的性，因需求不同其目的性也不同，玉石在能量上不像其它寶石的能量直接強大。

但是否代表玉石就沒有能量？其實完全相反，玉石擁有其它寶石沒有的持續性和人體氣場接近性，它的能量非常接近我們的氣場，所以很容易受到我們的情緒影響，當一個人在狀態穩定時，其配戴的玉石也會顯得加倍光亮，它能夠立即反應出我們氣場狀態，這也是玉石在東方讓人愛不釋手的主要原因。

🝑 天然紫晶洞

從小自己就很喜愛逛水晶寶石店，各式各樣寶石在燈光下顯得特別生動，其中讓我印象深刻的是紫晶洞，尤其是特大紫晶洞更能感受到氣場的壯闊。不過紫晶洞看久了心裡開始有些疑問，為什麼坊間各種形狀的紫晶洞都有？還有一種是底座一個紫晶洞，上面還有一個紫晶蓋子，對寶石原礦生長狀況更深入瞭解，發現疑惑愈多。

自從開始從事寶石能量研究，才發現寶石真相。隨著現在科技進步，人類對於寶石的需求也愈來愈大，我們可以想像一個礦區有多大，不可能工人一人一台小機器慢慢挖，所以經過地質探勘後先由大型機具開挖，最後才輪到小型機具處理，在開挖過程一定會產生不少碎片，這就是晶洞的碎料，這些碎料因為不完整，比較沒有市場價值，所以會直接桶裝，以一桶重量多少來賣。

到了加工廠後，會開始做結晶外觀和顏色分類，分類好會先簡單清洗，接下來就是專業師父的工作，先畫出一個晶洞圖形，有些經驗老到的師父開始憑經驗組合，將這些晶洞碎片上紫色的膠作黏接，紫色膠因為和紫晶顏色接近，黏起來較為自然，

所以依照市場需求從小到大、各式各樣外觀都有。黏好後的晶洞因為是不同晶片所組成，雖然內側較為平整但是背面仍是不平，所以會再灌一次紫色的膠讓晶洞背面看來比較完整，最後才會上一層灰綠色的瀝青，上瀝青的目的是不要讓光線穿越晶洞，使紫晶洞的結晶看起來更為光亮美麗，並強化水晶洞的保護力。

從市場上來看，廠商並沒有欺騙消費者，因為這些晶片都是天然的，只是就外觀會讓消費者以為所謂天然是一體成型，我並不反對這樣的模式，因為這可以讓預算較少的消費者買到較大的紫晶洞，因此我們可以發覺到，怎麼同樣重量的紫晶洞價差竟然這麼大？接下來我就自身經驗列出以下幾個關於紫晶洞常見的問題。

Q1：天然晶洞和組合晶洞有何差別？

A：

最大不同就是價格，相同重量下，天然晶洞是組合晶洞價格十倍以上，原因如下：

❶ 天然晶洞開挖過程就需要人力特別注意，增加時間成本。

❷ 運送過程需保護好使其不碰撞碎裂。

❸ 因為體積大，導致運費大幅增加。相較於碎片可裝成一大桶，

運輸過程不用擔心碰撞，到目的地後可以加工組成好幾個晶洞，大幅度減少運輸包裝成本，在師父巧手下可組合出符合消費者心中美麗的晶洞外觀。

能量上是最大的差異，天然晶洞一體成型，其寶石能量完整集中；組合晶洞由碎片組成，每個碎片有個別能量，當然無法和天然晶洞相比擬，兩者能量相差數之多，這也是寶石祈福、風水能量和追求身心靈的朋友不能妥協的地方。

Q2：是不是所有晶洞背部一定都要塗上瀝青？

A：

是的，大部分晶洞挖出後都是透明的，為了突顯晶體的顏色，必須阻隔光線無法從後方照進來，不論是天然晶洞或是組合晶洞都一定會塗上瀝青，塗上瀝青的目的是為了讓晶洞更堅固。

Q3：以天然紫晶洞而言，是不是晶洞愈小價值愈低？

A：

這是錯誤的觀念，事實上天然晶洞愈小價格愈高。因洞口小，晶結又要大的晶洞，這樣的機率太低，一般來說，晶洞價格是以公斤重為單位，小型晶洞（約 5 公斤以下）單位公斤價為大

型晶洞數倍，這是和產量有關，平均來說，小型晶洞出產量為中大型晶洞的百分之一，除了產量少外，另一方面大型機具開挖下去，小型晶洞卻最容易被破壞，要求技術難度最高。尤其現在居住在都市地狹人稠的活動空間裡，小型晶洞需求反而是最大，這樣一來一往拉距下，小型晶洞價格自然就水漲船高。

$Q4$：如何辨識組合晶洞？

A：

利用強光照射晶洞內的晶結，檢察是否有明顯縫隙，但並不是有接縫即為組合，而是這些縫隙構成完整的碎片。此外是用紫色膠接連，所以如果看到縫隙間出現紫色線條，也有可能是膠的顏色。

相較於第一種方法，第二種難度就比較高，那就是看瑪瑙層的顏色，瑪瑙位於晶結和瀝青中間，如果瑪瑙層的顏色過於奇怪，顏色落差太大，那有可能是灌膠進去。不過用瑪瑙層來作是否為組合晶洞的判斷，對一般人來說難度較高，只有專業鑑定師才有這樣的功力技術。

Q5 ： 如何挑選好的天然晶洞？

A ：

晶結愈大愈好，其顏色愈深紫愈好。瑪瑙層愈厚愈好，晶結上面如果有亮晶晶的反光金絲共生物，即代表該晶洞含鈦或是雲母，是上等中的上等。以上都是辨別方法，當然這種等級的晶洞，價格也是十分驚人。我個人認為在考量預算前提下，不需過於排斥組合晶洞，因為寶石能量主要是協助我們解決生活上的問題，但不能取代生活的目標決策，否則就是本末倒置了。

Chapter.3

寶石精靈 &
寶石儀式

女巫與精靈
的魔法交易

古代的某些女巫知道如何與精靈交易，為什麼呢？因為有些女巫的母親就是水妖，可能愛上了獵人或工匠，生了孩子成為人類，但依然無法忘情身為精靈可以使用的魔法，就用美麗的寶石來跟精靈交易，而他們的混血子女就習得了這樣的魔法交易，這並非是祭司的學習，而是自然之女的求生技能。

後來自然之女把這些技術傳授給女神祭司，女神祭司知道如何開啟寶石的能量，也懂了如何跟精靈交易的奧祕，她們白天衣著端莊的做著儀式加強寶石炫目的能量，而在夜裡則會身著黑袍在森林結界裡，點燃黃色的蠟燭，對著黑暗的空地用咒語叫賣著：「來吧～來交換美麗的人類寶石吧！！用魔法來交換寶石吧！！人類的生命對你們而言是一眨眼之間，你們的魔法可以輕易滿足他們小小的願望，而你將擁有最好的人類寶石永生永世，這將是一個多麼划算的交易啊！！」

在黑暗中，在幽暗的森林中，開始出現了一些閃光，女神祭司當然知道是誰來了，她不害怕，因為她知道她邀請的貴客來了，她將寶石手鍊高高舉起，吟唱著：「貴客們，來吧～神聖的精靈朋友們，來吧～美麗的寶石和充滿期待的願望在等著你們，請來看看吧～美麗七彩的寶石在等著成為你們的收藏，像初春剛成熟漿果般的紅寶石，像剛下過雷雨後放晴天空的藍寶石，像夕陽般光彩奪目的黃寶石，各色各樣的寶石要滿足你們的收藏。」只要滿足他們卑微的願望，多麼划算的交易啊！

往往最快出現的是元素精靈，他們總生活在人類世界的四周，幾乎所有的精靈都喜歡這些亮晶晶的寶石，哥布林也很會挖寶石，但在切割寶石和打磨裝飾上，人類真的很有特別的天份。

每位精靈都會指定他們喜歡的寶石，但有經驗的祭司知道要如何達成一筆最划算的交易，她拿起一串璀璨的黃水晶項鍊，即使在黑夜之中，在燭火的映照之下，依然能夠看到它像火焰般的閃閃發亮。

「這條美麗無比的黃水晶項鍊的人類主人，期待能得到更多的財富，更多國王的賞賜，她需要的是財運，美貌，以及讓人無法拒絕的魅力，她想得到國王的寵幸，請問哪一位神聖精靈，能夠完成她這簡單的願望呢？」

精靈們聽著這個願望，大家交頭接耳的討論著，哥布林搖搖頭，要財運容易，但美貌與愛情不是他的專長。

擅於迷惑人類，懂得用聲音來誘惑水手的水精靈覺得這個很簡單，美麗對她們的種族而言是非常容易取得的祝福，而她又很喜歡那個在大海中很難得看得到的黃水晶項鍊，她用著銀鈴的聲音說：「我可以完成這個願望，但這個主人長什麼樣子的？？我要知道我要花多久時間完成這個願望。若她太醜我也不願意……」

祭司微笑的回答：「放心，她是個美人，但人類老得太快，要的太多，所以她需要各位的強大魔法來協助她完成願望。」年輕的水妖想想，覺得應該可以輕易完成這個願望，她微笑的答應了。

祭司很開心的拿出魔法儀式本紀錄下來，因為她知道，之後要再召喚這位水妖並不容易，因為水妖並不是跟祭司作魔法契約，而是跟這條項鍊作了契約。

祭司吟唱了結界咒語：「在赫卡蒂女神的見証下，我們締結了契約，在月亮女神的見証下，我們締結了契約，神聖的水精靈，請您祝福這個為愛受苦的女子，神聖的水精靈，請您完成她不安的渴望，這寶石開啓了人類與精靈的結界，神聖的水精靈，您才是這條項鍊的真正主人，這個結界讓您能輕易的到達人類的身邊，

完成她卑微的願望。」

當祭司吟唱完成後，黃水晶項鍊更是熠熠生輝，一道藍光出現在寶石之上，水精靈用那甜如糖蜜般的聲音回應：「我將完成這願望，契約立下。」這個儀式和買賣契約就如此結束了。

女祭司再拿出一個又一個的寶物，雙方再一次又一次的評估還價，一直到黎明初昇，精靈們就離開了。在天還沒有大亮之前，祭司帶著充滿精靈魔法能量的寶石，慎重且神祕的交給那些許願的貴婦與仕紳。

其實精靈與人類的交易很早以前就有記載了，只是後來被一些文獻和故事改編成邪惡的交易，從簡單的寶石變成利用嬰兒來交換，像是長髮公主或者紡金紗的姑娘這些童話故事就可以一窺究竟，精靈的角色也變成了邪惡的女巫，這當然是一種宗教的教化目的，希望大家不要去碰觸異教文明。但精靈與人類的簽約，精靈很少會毀約，你可以從許多童話故事中，都會發現多半是貪婪的人類反悔了，所以後來精靈不再相信人類，從而接受人類與精靈的中間橋樑─祭司或者是女巫來做賣家。

而就像這故事一開始所說的，不是所有女巫和祭司都能做買賣的生意，因為精靈是小心謹慎的，他們只會選擇有過交易經驗的

人，以及有信用的人來買賣，所以很多能做這個交易的巫師和祭司，往往都是多世在從事這個「事業」，且有良好名聲的，甚至在精靈界裡會廣為流傳的「誠實的玫瑰」或者是「挑剔的工匠」等各式各樣的代號，因為人類的生命太短，對於精靈而言，若要一直記住人類每一世的名字是不太可能的，但他們可以看出你的靈魂是誰，所以會用他們習慣的綽號來叫你。

我與精靈
的第一次接觸

我常常跟人開玩笑，我沒有做過一天的正常人，所以有些問題我其實是回答不出來的，我只能用我所理解的世界來跟大家回應，不代表我看到的是真理，但的確是個可能比較有趣的世界。

我大概是五六歲才發現自己真的「與眾不同」，可能很多人會覺得與眾不同很不錯吧！但我自己做個簡單的小調查，天生對異次元空間有較高敏感度的人，除非他很確定要做像身心靈或占卜這一行，不然的話，都覺得只有扣分沒有加分，往往都會有個比較不快樂的童年，或者是很容易被歸類在「怪人」這一區，這對於童年正在培養「同儕觀念」的孩子，其實在心理成長的殺傷力是頗強的。大家一方面會對你的世界充滿興趣，但另一方面人對於不理解的世界往往會有排他性，所以也會有人認為我們這種人是精神不正常，或者是別人會覺得你在說謊，這些負面評價對於這類型的孩子真的會有很大的影響。

我從小就會看到很多各式各樣的「人」來來去去，說真的，若沒有人指明或者告訴我那要怕，小時候是真的沒有覺得什麼應該怕的，在五歲之前雖然看得見，但不像現在如此清晰，後來是因為有一次在公園裡溜滑梯從上側摔下來後，整個撞壞腦子（開玩笑的啦），我的視力突然變得非常清晰，而我與精靈的相遇，也從這個意外開始。

小時候，我常跟父母說，小娃娃會動，晚上會有小精靈，家裡有時候會出現別人等等，這些「我眼中的世界」，讓我父母很頭痛。而開始讓我覺得自己非常與眾不同，是在五歲那一年。那天晚上是個挺特別的夜晚，我原本是跟我弟住同一間房，我弟那天去高雄我外婆家住，所以我一個人睡，父母都在客廳看電視劇。我們家的規矩是小孩八點就寢，我一個人躺在床上，等待睡意來臨，我們家是沒有所謂睡前故事的，所以我只能躺在床上發呆。

突然間，我的視線落在弟弟床上的兩顆枕頭，發現枕頭慢慢地在變形，我心想又要看到一些奇怪的事情了，有點怕怕的，怕歸怕，還是會期待新鮮的事情，畢竟阿飄我看很多了，但這次我覺得很不一樣，我先是看到兩顆枕頭開始長出手腳，他們會和我說話，他們是姊弟的關係（其實他們沒有這麼說，是當時的我自己的猜測），他們兩個人玩在一起，身體的形狀也會變換。我在旁邊看著他們玩了一陣子，突然出現一位約莫十公分高、做牧羊女打扮

的陶土女孩，提著一個小桶子慢慢地走過來，桶子內裝的是清如水的液體。她說要給我喝，我那時覺得還是不要亂喝陌生「娃娃」給我的飲料好了，但她一直拜託我喝，我想一想，反正在自己家，應該不會怎麼樣吧？所以我就仰頭喝了下去，接著，更神奇的事情發生了。

剎那間，一股強大的能量灌注全身，那是一種幸福得想哭的感覺。眼前一片強光，現在回想起來，更像是瞳孔突然打開，所有光源都竄入腦子的感覺。強光刺眼，但是所有的東西都看起來很清楚，但又有點不太一樣，好像都有一層光罩著，那種感覺，有點像是所有的家具都「醒」了，感覺很特別，一切都像是有生命和思想一般。

當我東張西望，想知道這一切是怎麼回事時，聽見有人在客廳輕喚著我的小名，那種聲音聽起來就像是一種奇妙的音波，有點像是銀鈴或豎琴的組合。我好奇地走過去看，在熟悉的客廳，我看到了一種很難形容的景象——個美麗的女人，銀白色的，看不出來她是哪一國人，衣服和頭髮都散發著柔和的銀光，衣角和頭髮都像是有微風在吹拂，又像是有生命地飄動著，她看著我微笑，發出的聲音不太清楚。印象中，她說我是一個光明且誠實的孩子，她會保護好孩子，還會送給他們特別的禮物。簡單的說，她說我是特別的，因為我通過了她的測驗，她會讓我非常幸福！我

來不及多問什麼，因為接下來我就沒有任何記憶了 (第二次聽到這個聲音是二十幾年後了，後來我才知道她就是大地之母)。

後來開始與精靈頻繁地接觸，是在十七歲那年，我去法國學習女巫課程，因為常常要在森林中靜坐，就開始對森林中有種特別的視線感覺到怪異。其實一開始很怕是熊或者是什麼猛獸，但是又有一種說不上的微妙直覺，如果是人類或是動物的視線，會有一種強烈的動物直覺，這種感覺就像是感受到危險時，會有寒毛直豎的感覺 (我曾經在美國的優勝美地，被熊在暗地觀察的經驗)。而我，在當時並沒有這樣的動物直覺。後來，我才知道，那是精靈的窺視。

與精靈的第一次相遇體驗，很有趣。我坐在樹下，看到有一片葉子一直在我對面的樹下晃動，是一種不協調、很奇怪的顫動，為什麼說奇怪，因為其它的葉子和草都沒有在動，那時也沒有什麼風，偶爾微風吹來時，其它草葉的晃動跟那片葉子的節奏也大不相同。我忍不住就一直看著那片葉子冥想了幾十分鐘吧！我也不太清楚過了多久，因為老師不准我們戴錶，她要我們尊重靈魂的時間。

後來我拿出午餐來吃，午餐是果醬吐司加咖啡 (老師不准我們帶味道太重的食物去森林，她認為會影響森林裡的平靜，但我

覺得也有可能是怕引來熊之類的動物，所以一律只能帶素食）。我在吃的時候，突然發現那片葉子好像瞬間被陽光照到，開始慢慢地發亮，反射的光線愈來愈明顯，我愈試圖看清，我的眉心輪愈不舒服，那種光雖然沒有亮到讓人睜不開眼，但卻隱隱約約有種警告我不要看得太清楚的意涵。

接著，我試圖重新調整呼吸，放鬆眉心輪，心裡有一股能量在波動，覺得有一種生物慢慢地靠近，直覺地想可能是精靈。因為老師一直說我是那個班最容易遇到精靈的女巫，雖然我上了好幾天的課只有遇到松鼠，連隻獾都沒有遇到，但我依然覺得很不錯，在森林靜坐對我而言有種特殊的吸引力，至於精靈願不願意跟我見面，因為我知道我小時候有遇到過，所以也沒有什麼特別的想法。

就在我調整呼吸和脈輪時，我突然發現那光愈來愈暗，出現了一個小小的生物。若他一直不動，我會覺得是個樹根連葉子的物體，然後沾了一些泥塊的感覺。不到一秒鐘的時間，眼前亮光的屏障消失了，我看清楚他的樣貌，是個有點像香菇和老人的結合體，有著尖尖且下垂的「鼻子」，事實上，我不確定是否那是鼻子。他的大小約莫只有我的手掌大，我們隔著一段距離，大概一公尺半左右，但我清楚地感覺到他在看著我，那種眼神很奇怪，我後來才發現是什麼原因，他的眼睛是像貓一樣的綠色，沒有什

麼眼白，看得到瞳孔，不會明顯地放大縮小，好像對光沒有什麼特別的反應。

我很緊張，因為我知道他在對我說話，但我根本聽不到，完全沒有接收到，感覺得到他不是很開心，後來他來回踱步，我還在擔心他是否會攻擊我，沒有想到他突然蹤身一躍，跳到我面前，他的眼睛彷彿看穿我的靈魂，但我有種好像被催眠且不恐懼的感覺。我看著他身上的皺褶，有些好像衣服的厚角質皮膚，很難形容，又有點像樹皮，他的手指細長，像細枝一樣，但指尖卻又圓圓的像青蛙，他身上有股清新的苔蘚味，像剛下過雨森林裡會有的清新樹木味。

他看著我，指指我的果醬吐司，我想他是想要吃吃看吧，我馬上雙手恭敬地遞給他吃。

「ＸＸ，你怎麼這世長這樣？」我突然聽到他的聲音，當時的感覺就像飛機飛到一個高度之後，原本聽不清楚的耳朵突然打開了，矇矓的世界突然清晰了。而他，好像認識我。

他邊聞聞我的吐司邊說話，但沒有真的去吃吐司。聽到聲音後，我一頭霧水。第一，他叫的名字並不是我的任何名字，甚至我不確定那是個名字，聽起來只是個吹氣的發音；第二，我覺得

他的眼神讓我很難對焦，我也不能很確定他在跟我說話。後來我發現一件很有趣的事，精靈在白天時，眼神比較不聚焦，晚上時就不一樣了，晚上會感覺好像兩道火炬在黑暗中閃亮著。

他又持續發出一些聲音，我還是有聽沒有懂。我原本想請他喝咖啡，但他聞一聞，露出很嫌棄的表情，一口沒沾就走了。他熟門熟路地往樹根方向走，光一暗，就消失在我的視線了。

隔天，差不多的上課時間，早上十點多左右，這次帶兩份早餐，一份果醬吐司，一份夾起司的吐司，鮮奶、蜂蜜以及紅酒，蜂蜜和紅酒是老師的建議，有可能會引來精靈。不過老師也有強調，每一種精靈愛吃的食物都不一樣，只能試試看了。

沒想到，幸運如我，昨天出現的精靈真的在老地方等著我，我趕緊鋪好野餐墊，把食物都放在野餐墊上，看他喜歡吃什麼，任他挑選。結果，他真的挺喜歡蜂蜜，紅酒就聞一聞沒有碰，鮮奶也還好。我問他，精靈的世界是怎麼樣的世界，他也沒有很直接地回答我，反倒跟我說了一些故事。現在回想起來，這些故事其實沒有很精彩，故事內容主要圍繞著人類如何破壞大自然、精靈如何反抗、人類是多麼的殘暴這些敘述，他不停地抱怨著，這麼多年來，人類除了會破壞寧靜之外沒有做過什麼好事。

我一邊聽他說故事，一邊覺得汗顏，但我也不知道能做些什麼。而當他在講故事的時候，許許多多的精靈也靠了過來，有些長得像大自然的植物，有些則像是動物，有些需要細細看，才會看出他們的原形，有些則是看起來像昆蟲。我試圖想要用食物來和他們交朋友，連洋芋片也拿出來分享，卻沒有精靈青睞。

那是一個很奇妙的過程，可以很清楚地感受到精靈的存在，但也可以很清楚察覺和他們身處不同的世界，而我們之間的交流卻是繽紛歡樂的氛圍，毫無違和感。

從小，我已經看多別人看不到的東西，所以與精靈的親密接觸，我也沒有很驚訝。我總覺得全世界各地都有精靈的傳說，不同文化對於精靈的描述又是如此相似，代表著精靈的真實存在，我只是開放自己的心胸，讓他們走進我的世界，一切都是自然而然。回到台灣，我也鼓勵學生接觸精靈，只要你的心靈夠純淨，注意力夠專注，加上自然環境的催化，很有機會看到精靈。接觸精靈，讓我對這個世界會有不同的詮釋，從精靈的視角，反省身為人類的自私。直至現在，我依然經常去一些寧靜的森林或湖泊來感受精靈的存在，聽聽精靈的聲音。

在女神的啟蒙下，我才理解原來我在精靈界算是比較有交易經驗的女巫，因為我有許多前世都在做這一行吧！像我現在替人

占卜之外，也會幫來占卜的朋友挑選與他們有緣、能夠幫助他們的寶石。而女巫的寶石魔法，有一個部份就是寶石交易，這種交易方式就像我一開頭所寫的，你必須要藉由一些儀式，才能夠做交易，而且也不是一般的寶石就會出現精靈買家的。以我的個人經驗來說，一定要稀有且純天然，作工要漂亮，而且火光愈足愈好的寶石，精靈們才會買單，若是太普通的寶石，很難找到有能力的精靈來交易。

你們一定會很好奇，各式各樣的寶石會吸引什麼樣的精靈呢？其實下列我所寫的寶石與精靈的對應，只是一個大方向的準則，並不是每個精靈一定會照著我寫的標準來選擇寶石，但是，每一個種族的精靈都會有個差不多的偏好。精靈種族其實非常多，我介紹的這 21 種是其中比較常見的種族。

21 種精靈擅長
及喜愛的寶石種類

❶ *Gnomes* 諾姆：地精或稱地妖

偏愛的寶石：蛋白石、青金石

在歐美（尤其是英國），很多人家的花園都有放他們的雕像，外型像老頭子，留著大鬍子，帶著尖尖的紅帽子，精通各種知識，知道寶藏在哪裡，喜歡財富。

❷ *Undine\Ondine* 溫蒂妮：水精靈或稱水妖

偏愛的寶石：藍拓帕石、海水藍寶石

在水中時以人魚的姿態顯現，在陸地上看起來就是一般的美女，最多情的精靈，常常會與獵人或樵夫相戀，與人相戀並生下孩子的話，就會成為人類，也會死亡；對愛情魔法和魅力魔法非常專精。

③ *Salamander* 薩拉曼達：火精靈或稱火妖

偏愛的寶石：紅石榴子石、紅碧璽、紅寶石

長得像蜥蜴的火精靈，懂得許許多多魔法的奧祕，也有人說她是住在火中的美女。擅長的魔法是增加靈感，以及加強魔法師的力量。

④ *Sylphs* 希爾芙：風精靈

偏愛的寶石：純透白水晶、天空石

微風是她的低語，心靈純潔的人才能見到她（也有一說是唯有心靈純潔的人死後會變成她）。擅長的魔法是咒語與催眠，能夠讓心靈平靜和感受到與能量界的連結。

⑤ *Oak* 橡木精靈

偏愛的寶石：彼德石、黃水晶

帶來好運，並且讓你完成夢想的旅程；同時增加勇氣和耐力，坐在橡樹下冥想，精靈會給你很多的訊息，又稱為女神之樹。

⑥ *Willow* 柳樹精靈

偏愛的寶石：綠琥珀、綠瑪瑙

愛情魔法，保護，療癒，靈感，可以增加占卜的準確率。柳樹精靈很有智慧，但脾氣較為急躁，要對他非常謙卑與尊敬才會有回應，他的話語化為風聲，會先緩緩從眉心輪進入，再給你的心輪一種強大的訊息與力量。

⑦ *Ash* 梣木精靈

偏愛的寶石：孔賽石、尖晶石

邱比特的愛神之箭就是梣木所製，北歐的神王奧丁用梣木創造了第一個男人，北歐神話中的世界樹也是梣樹，它擁有強大且神奇的力量。通靈和預言，健康，也可以避免惡意魔法的詛咒，找到生命的歸屬感和安全感

⑧ *Hawthorn* 山楂樹精靈

偏愛的寶石：木化玉、火蛋白石

俗稱為精靈之樹，山楂樹的能量是豐碩與富有創造性的。同時具有愛與寬恕的能量，在山楂花盛開的樹下祈禱，非常容易心想事成。山楂樹精靈能夠促進任何成長機會的呈現，同時也可以清理

和淨化能量。

❾ *Birch* 樺樹精靈

偏愛的寶石：黑水晶、拉長石

白樺是森林中最古老的樹木。在魔法儀式中，白樺被廣泛用於淨化。在全歐洲的白樺嫩枝都被用於驅除惡靈。在儀式典禮上，白樺木杖也用於驅除古老的亡魂。同時具有神聖與美麗的氣質。擅長保護，驅除恐懼和增加勇氣。樺木的本質是創造，匯集夢想和為生活的新模式做好準備。

❿ *Apple* 蘋果樹精靈

偏愛的寶石：月光石、丹泉石

女巫最喜歡的樹木，蘋果樹的精靈是活潑有愛心的，很喜歡跟孩子一同嬉戲，也喜歡祝福在他樹下親吻的情侶，代表著永恆的美麗與青春，精靈擅長帶來愛情的祝福魔法，與讓人保持青春美麗的魔法，代表著圓滿的循環。

⓫ *Hazel* 榛木精靈

偏愛的寶石：黑瑪瑙、天河石

他們是善變的精靈，充滿智慧，是洞察力和靈感的使者。可以協助你找到智慧，並加強自己的直覺。在魔法的儀式中，可以增加考運和人際關係的魔法，可以讓你輕鬆的瞭解別人的言外之意。

⑫ *Holly* 冬青木精靈

偏愛的寶石：虎眼石、方解石

冬青木精靈是冷靜的，相當有智慧，他們有種堅毅的性格，他們有時看起來好像心情不太好，外表看起來是比較嚴肅的，但其實他們是非常勇敢且注重承諾的，避邪能帶來好運，象徵新生命的開始、保護的能量。

⑬ *Pine* 松木精靈

偏愛的寶石：琥珀、紫水晶

松木精靈比冬青木精靈還更沈默，他們喜歡坐得高高的，看著人來人往，不過他們對成人比較有距離，對小孩倒是很親切，但對於頑皮的小孩有時候會用一些魔法教訓他們一下，好孩子在森林迷路時，他們會騎著公鹿指引孩子正確的方向走出來，但若是頑皮的孩子，他們會讓森林裡暗一點，嚇嚇頑皮的小孩，免得他們再亂跑而迷路。他們擅長的魔法是遠離失敗與惡習，增加自信與冷靜思考的能量。

⑭ *Brownie* 布朗尼精靈

偏愛的寶石：黃水晶、蛋白石

勤勞且愛做家事的妖精，脾氣相當溫和，喜歡小孩，他們可以讓你在工作上得到財富，也可以讓家庭感覺更和諧，若想要生小孩，他們也可以祝福讓你生出健康活潑的小男生。喜歡冰涼的鮮奶（不過我發現，用香草冰淇淋他更愛）。

⑮ *Goblin* 哥布林精靈

偏愛的寶石：紅寶石、藍寶石（基本上都很愛）

非常喜歡寶石，也很勤奮工作，喜歡小孩，對人類很友善。白雪公主的七矮人就是指他們，他們對於加強寶石的能量魔法非常有一套。財富是他們的最愛，招財儀式常邀請他們前來祝福。

⑯ *Rose* 玫瑰花精靈

偏愛的寶石：粉晶、摩根石

玫瑰花精靈算是非常容易被看到的精靈，他們喜歡一切美好的事物，輕柔的歌聲也往往能夠引起他們在旁邊聆聽，年輕的精靈比較喜歡跟昆蟲在一起，協助蜜蜂授粉和與蝴蝶共舞，而較年長的精靈擅長用魔法追求神聖的愛、幸福的感情以及持續的友誼。

⑰ *Camellia* 山茶花精靈

偏愛的寶石：孔賽石、粉紅碧璽

非常高貴的精靈，高雅且具有自己獨特的性格，並不會特別喜歡
與人相處，但是當為愛受傷的少女在他面前流淚時，他們往往會
化身為老婦來安撫少女，這種精靈很美麗，但更喜歡讓人覺得他
們很有智慧，擅長的魔法在於追求財富、愛情，以及得到受人尊
重的能量。

⑱ *African Violet* 非洲菫花精靈

偏愛的寶石：紫水晶、粉晶

嬌弱的精靈，喜歡追逐蜜蜂與蝴蝶玩樂，他們是群聚型的精靈，
多半會看到他們一群精靈聚在一起，可能是追逐著落葉，很擅長
使用風的魔法，有時喜歡起風，看人的帽子掉落或者是讓女孩子
的頭髮變亂，他們會加強情人間親吻的慾望，增加靈性、保護和
療癒。在春分節時邀請他們來做儀式，魔法能量會特別加強。

⑲ *Lily* 百合花精靈

偏愛的寶石：貓眼石、蛋白石

百合花精算是最多情的花精，他們相信所有能夠幸福的故事與魔

法，男孩若送百合花給女孩，女孩會受到百合花精皇后的祝福；未婚的少女若用百合花做成花冠，花精會給予你祝福，讓你在當年度遇到相愛的男子；女嬰的房間裡若放百合花，會讓女嬰長得更美麗動人，百合花精擅長的魔法是生育、重新開始、重生、婚姻、幸福和繁榮。

⑳ Lily of the Valley 鈴蘭花精靈

偏愛的寶石：橄欖石、菫青石

鈴蘭花精是安靜的、不親人的，他們喜歡動物，有些時候你會看到他們戴著花帽，坐在松鼠或者知更鳥上。他們喜歡觀察，但不太喜歡說話，他們的手很巧，他們會用橡木果子的外殼來做杯子。他們擅長的魔法是追求平靜、智慧、保護婚姻以及舒緩痛苦。

㉑ Rosemary 迷迭香精靈

偏愛的寶石：祖母綠、拓帕石

迷迭香精靈喜歡人類，他們常常會出現在高原的地方，會指引迷路的旅人找到回家的方向，或者療癒受傷的旅人。古代女巫在做草藥時，往往會請求迷迭香精靈的協助，增加魔法香膏的效果與能量。他們擅長的魔法包括促進身體健康，對愛情（情慾）儀式很有能量，改善記憶，可以增加記憶力和讓頭腦思路清晰。

寶石儀式

五芒星儀式

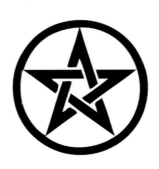

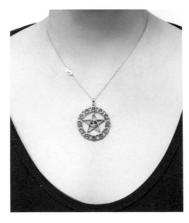
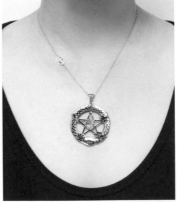

五芒星符號在西元前 5000 年就被發現，在全世界都能發現它的蹤跡，也因為五芒星在人類歷史上出現的早，所以充斥著各種文化的説法，而在魔法世界裡，五芒星最常被使用的就是五元素了！

五元素介紹：

風、火、水、土、靈代表五芒星五種元素，也是地球生命和能量的一種表達方式。

	元素介紹	代表寶石	祭壇聖物	符號
風	寬廣不受拘束，適合療育、安撫、靜心和平衡	月光石	線香或羽毛	
火	能量強而有力，適合提升力量、活力、情感和健康	火蛋白	蠟燭	
水	具備絕對穿透力，適合淨化、洞察和療癒	拓帕石	聖水	
土	堅固無法被破壞，適合穩定、安全和保護	葡萄石	鹽或水晶或土	
靈	具備連結和迅速，適合提升智慧、思考和感應	紫水晶	水晶或神像	

儀式介紹：

需要物品

首先你要有一張五芒星圖案的祭壇布（印刷可），就每個元素位置擺放適合的魔法工具。

風元素：線香盒（直立、平躺皆可）

火元素：蠟燭

水元素：一杯乾淨清水，或具備能量的水（如月之水）

土元素：土或水晶碎石（到一處舒適郊外，取一小袋土回來）

靈元素：一般是用女神像，如果沒有就用水晶擺件取代

啟動儀式：

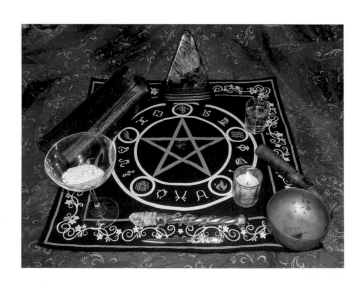

點燃一支線香，心中想像一道能量光芒，分別在各元素上方畫一個圈，畫圈時內心想像該元素的畫面（如在土元素上方畫圈時，內心想像大地），順序為土、水、風、火、靈、土，畫完後再沿著外圈的魔法陣畫一大圈將五元素包圍起來。

祈福內容：

五芒星祭壇能做這個祈福儀式，不論是事業、財富、健康、桃花、貴人、身心靈提升皆可以，在魔法儀式裡講求借物法則，如果我們做的是事業，你可以將你的名片或是貴人名片放置在五芒星正中央。如果你是做招桃花儀式，你可以把你心儀對象照片或名字、西元生日同樣放置五芒星正中央，以此類推。

祈福時相同於之前提到的啟動儀式，點燃線香後從土元素出發，最後回到土元素，再畫大魔法圈將五芒星包住，再將線香放回風元素線香盒作祈福，如果你希望願望能快快實現，可以每日做一次儀式。

七芒星儀式

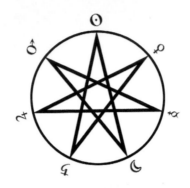

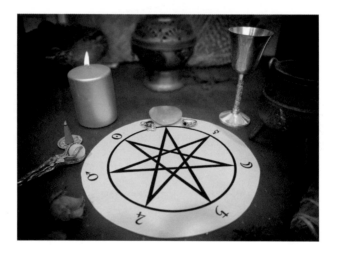

七芒星 Heptagram 是古代神祕學魔法符號，它有諸多說法，在基督教裡代表耶穌七日後復活。在佛教裡代表修行悟道七個階段。在美洲印地安文化裡，認為是生命的夢想。而在神祕學裡，特別是北歐神話中，一週有七天，我們利用這概念來作寶石儀式。

英文星期	中文星期	英文全名	中文全名	備註	英文星體	中文星體	象徵符號	祈福內容
Sunday	星期日	Day of The Sun	太陽神之日		Sun	太陽	☉	健康
Monday	星期一	Day of The Moon	月神之日		Moon	月亮	☽	身心靈、好運
Tuesday	星期二	Tiw's day	戰神日	戰神泰爾	Mars	火星	♂	力量、官司
Wednesday	星期三	Woden's day	奧丁日	眾神之首奧丁	Mercury	水星	☿	讀書、考運
Thursday	星期四	Thor's Day	雷神日	雷神索爾	Jupiter	木星	♃	事業工作
Friday	星期五	Freya's day	愛神日	愛神芙雷雅	Venus	金星	♀	愛情
Saturday	星期六	Day of the Saturnalia	農神日		Saturn	土星	♄	財富、生育

寶石精靈＆寶石儀式

需要物品：七芒星圖案(列印)、天然寶石(原礦、墜子、戒指皆可)

儀式內容：請參考上表和左頁的上圖，例如想利用寶石祈福健康，等到星期六晚上十二點一過，即到星期日，此時將七芒星的星期日位置朝正上方，將寶石置於星芒尖端，即可進行寶石的健康祈福儀式，放置時間為七天七夜，直到隔週六晚上十二點止，直接將寶石取下配戴，則成為屬於召喚健康的寶石(參考左頁的下圖)。

蠟燭儀式

1. 招財，招貴人

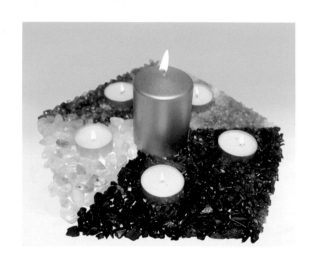

時間： 每周三晚上，天黑之後

服裝： 淺色服裝，寬鬆舒適

用具： 紫水晶碎石、橄欖石碎石、紅石榴子石碎石、黑碧璽碎石、黃水晶碎石、白色茶蠟五個、金蠟燭一支、貴人的名片（若不知道貴人是誰，就用自己的名片。）

程序： 先將水晶碎石和蠟燭放在如圖對應的位置，洗完澡淨身後，穿上寬鬆的服裝，把名片放在金蠟燭前方，點燃蠟燭，內心想著希望你的未來能像這燭火大放光明。

唸：

　　讓黃金閃耀的燭火，給我力量，給我方向，讓我的未來
充滿明亮。

　　讓紫水晶賜給我智慧。

　　讓橄欖石賜給我好運。

　　讓紅石榴賜給我魅力。

　　讓黑碧璽賜給我力量。

　　讓黃水晶賜給我財運。

　　讓貴人們幫助我達到目標，也讓我能回饋給他們更多的
豐盛。

HASATA

2. 增加智慧和靈感（全智之眼）

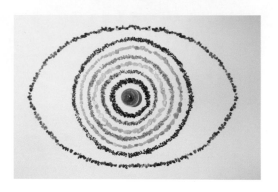

時間： 每周日晚上，天黑之後

服裝： 淺色服裝，寬鬆舒適

用具： 紅、橙、黃、綠、藍、靛、紫的碎水晶，和一個紫色的茶蠟

程序： 先將水晶碎石和蠟燭放在如圖對應的位置，洗完澡淨身
後，穿上寬鬆的服裝，讓自己先放鬆，點燃蠟燭，內心
想著自己好像在夜空裡飄浮著，唸著咒語：

神聖的荷魯斯之眼，請讓我看清局勢。

神聖的荷魯斯之眼，請讓我看清人心。

神聖的荷魯斯之眼，請讓我看清自己。

神聖的荷魯斯之眼，請讓我看清機會。

神聖的荷魯斯之眼，請讓我能有勇氣。

神聖的荷魯斯之眼，請讓我擁有智慧。

在黑暗中，我依然知道我應走的道路。

堅定的，勇敢的，走向未來的豐盛之途。

HASATA

3. 招來好運

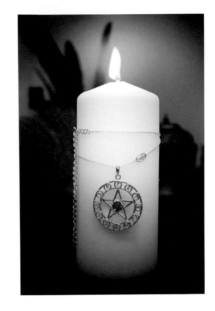

寶石顏色：

> 紅色：愛情（周五）
>
> 黃色：招財（周六）
>
> 綠色：好運（周二）
>
> 紫色：靈性（周一）
>
> 藍色：平靜（周三）
>
> 黑色：驅邪（周日）

時間： 晚上天黑之後

服裝： 淺色服裝，寬鬆舒適

用具： 蠟燭白色或淺黃淺象牙色（如香草蠟燭）

程序： 淨身後，穿上寬鬆的服裝，看著燭火，讓自己放鬆，看著燭火映照的牆壁，想像著你要的願望，讓它在牆壁上愈來愈顯明，慢慢你會發現，牆壁上可能會開始有些畫面，告訴你的實願之旅會遇到哪些考驗。

天空石 *Larimar*

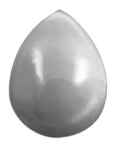

台灣習慣直接稱呼拉利瑪，我們常會被它上面藍白色的雲彩給深深
吸引，最特別是雲彩會隨我們配戴時間產生變化，同一種天空石給
不同的人配戴，會有不同的結果。所以天空石給人一種迷幻、可愛
又多變的感受。

天空石是中美洲多明尼加共和國的重要寶石，而多明尼加以西班牙
語為國語，實際上早在 1916 年天空石早已被發現，但那時只被認
為是一種礦種並不被重視，直到 1974 年，一位美國軍人 Norman
Rilling 和朋友 Miguel Méndez 在多明尼加的一處海邊發現到天空
石，米格兒門斯覺得這顆寶石非常的美麗，讓他直接想到他的女兒
Larissa，而西班牙語的海洋為 Mar，故將女兒名字和海洋結合，成
為我們所熟悉的天空石 Larimar。

事實上早在 Riling 和 Mendez 之前，多明尼加的原住民早已知道天空石的存在，早期天空石非常容易在海邊發現，故一直認為它是由海裡誕生，進而被海水推上陸地，直到有一天發現天空石數目愈來愈少，才推斷可能是由上游火山岩沖積下來，這兩位發現者利用當地傳說逐步往上游探索，果然發現了天空石的礦區。

天空石在當地原住民裡就是神聖寶石，具有治療傷口的能力，他們會將天空石放置口袋或是枕頭裡，也會製成首飾和飾品配戴，讓自己的身心靈達到完全的治療和平衡。此外，天空石又被稱為亞特蘭提斯之石，包含許多靈性大師，甚至是歷史考古學者，都認為多明尼加在位於加勒比海域的島國，都有可能是亞特蘭提斯文明的一部分，所以至今全世界許多追求靈性的朋友仍把天空石視為最重要的寶石。

拓帕石 Topaz

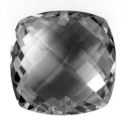

很多人習慣稱 Topaz 為黃玉，這是有歷史典故的說法，中國在早期習慣直接將寶石稱為玉石，所以當西方第一批黃色拓帕石進來中國時，因為呈現出黃色，所以那時古人直接稱之黃玉，這是中文名稱的由來。

英文名稱起源名 Topazos 的一座紅海小島，這座小島盛產各式各樣多種顏色的寶石，所以只要是從這座小島採收的寶石，就直接稱為拓帕石，正好這也反應拓帕石擁有多種顏色，紅、橙、粉紅、黃、綠、藍和黑色。

古羅馬人相信拓帕石具有療癒和避免邪靈入侵的效果，這些常可在隨身佩戴的物品上發現，諸如戒指、頭盔或是寶劍。在古埃及認為黃色拓帕石代表太陽的顏色，也就是象徵太陽神，具有至高無上的權力。相對的，黃色拓帕石在某些信仰裡卻是代表月亮的力量，特別是滿月時間，透過黃色拓帕石能召喚月亮力量來祈福。

孔賽石 *Kunzite*

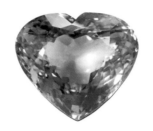

在輝石家族裡有一個在近年非常高級且具備名氣的寶石，名為紫鋰輝石。由它的發現者 George Frederick Kunz 發現命名，故又稱為孔賽石。

孔賽博士在寶石界是非常知名的人士，也是一位寶石天才，他出生於紐約，十幾歲就收集近上萬種寶石，他並沒有上過任何大學，完全是依靠幾本參考書籍和自己自發努力收集研究累積驚人實力，之後進入寶石公司第凡內 Tiffany & Co. 成為副總裁，以紫鋰輝石作為該公司主要推展的寶石之一，所以直到今天每年第凡內都會以孔賽石作為主要年度設計，用它來象徵愛情的永恆。

孔賽石在寶石界一直是象徵至高愛情，它雖然沒有紅寶石般來得激情，但卻讓人有種忠貞、內斂和純淨的氣質，每年各地珠寶展永遠都會有它的身影。

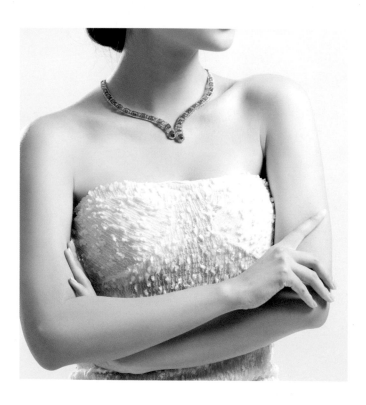

摩根石 Morganite

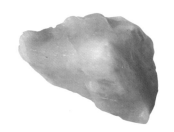

綠柱石 Beryl 家族人才濟濟，而且幾乎都是走高端路線，從祖母綠、金玉綠柱石和海水藍寶，而摩根石又稱粉紅綠柱石或銫綠柱石，我們從名稱上可以知道它的命名是為紀念美國銀行家和寶石愛好者摩根 J.P Morgan (John Pierpont Morgan)。

一談到摩根先生這位一世紀前的傳奇人物，我們會直接聯想到他所建立起的金融帝國，事實上他那時也主導全美所有的鋼鐵，掌握當時影響全美最重要的鐵路和海運系統，全美有近四分之一的企業資本全在他的名下，金融和商業實力足以影響美國，甚至周邊國家如墨西哥、巴西和阿根廷等國都需要他的資金協助。至今摩根家族在全世界仍扮演舉足輕重的角色。

摩根先生一生喜愛珠寶，在 1991 年找到粉紅綠柱石，特別喜歡它的顏色，當時在第凡內擔任要職的寶石專家孔賽博士為紀念這位偉大傳奇人物，特別以摩根石命名。

祖母綠 *Emerald*

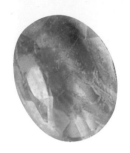

祖母綠在人類歷史非常久遠，今日中文的祖母綠其實是來自古波斯語 Zumurud 的音譯，但也是那時代的發音，在 16 世紀早已統稱 Emerald，事實上更正統的說法應該是發光寶石或是光之寶石。

人類歷史上最早使用祖母綠是在古埃及，傳說祖母綠是古埃及奴隸在開採岩石建築時發現的，那時發現岩層裡常夾帶綠色小寶石，收集後獻給當時的法老，法老看了愛不釋手，命工匠將這些綠色小寶石鑲在自己的權杖和頭冠裡。另一傳說祖母綠是埃及豔后最愛的寶石，這位美麗的女王常全身配戴許多祖母綠來展現她至高權力和高貴動人的容顏，甚至遠至東方的中國，從中東傳入元朝，之後又經由中國絲路傳進明朝，所以在台灣故宮裡常可從這些古物如項鍊、戒指和容器等物品上面鑲著祖母綠，清朝慈禧太后去世時配戴寶石和陪葬品不乏有祖母綠寶石的存在。

一顆祖母綠竟跨躍歐、亞、非這些地區，時間從西元前三千年至今

人類近五千多年的歷史，在所有文明都能發現這顆寶石，讓我們不得不對它感到欽佩，更莫名尊重它。

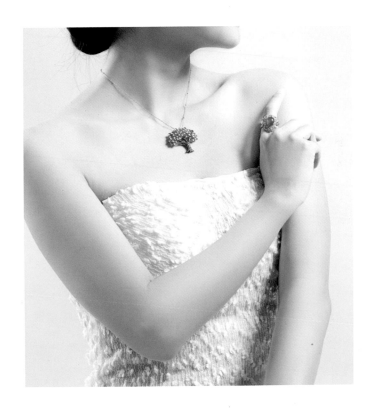

舒俱來石 *Sugilite*

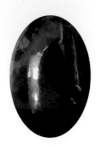

一談到舒俱來石，讓人直接聯想到它和智慧覺知有關，是偏向靈性的寶石。舒俱來石和日本地質學家杉健一 (Sugi Kenichi) 關係密不可分，杉健一先生於西元 1922 年畢業於東京帝國大學地質學系，於 1932 年取得博士學位，帶入岩石學裡變質岩理論先驅，杉健一先生的研究和謙虛溫和個性受當時學者愛戴，於西元 1944 年於地質研究中發現舒俱來石，之後就一直未被人們注意，於西元 1948 年逝世，享年僅 47 歲。

直到西元 1976 年杉健一的學生村上允英重新針對當年老師發現的寶石再作分析，故以老師的名字為此寶石命名 Sugilite，以紀念杉健一的學術貢獻。

雖然舒俱來石當時在日本被發現，但目前全世界真正產地卻是在南非。舒俱來石之所以被稱為靈性寶石，因為不論東西方身心靈和宗教導師，一致認為舒俱來石擁有強大的力量，不僅能促進健康而且

能增加我們的覺知，故不論是西方的魔法工具或是東方的佛珠，都能常發現到舒俱來石。

玩藝 0023

你不知道的自然療法

寶石能量給你的 10 個身心靈療癒 & 9 個開運方法

作者	Eddie・YoYo
特別感謝	GIA GG 鑑定師 Kenny Lee
寶石協力廠商	YoYo 心靈角落、盛廷珠寶有限公司
攝影	林永銘
化妝髮型	吳蘇菲
模特兒	培麗國際模特兒活動經紀公司 薛綺湘
封面設計 內頁設計	小痕跡設計 季曉彤
責任編輯	簡子傑
責任企劃	汪婷婷
董事長 總經理	趙政岷
總編輯	周湘琦
出版者	時報文化出版企業股份有限公司

10803 台北市和平西路三段二四〇號七樓

發行專線 ——（〇二）二三〇六—六八四二

讀者服務專線 —— 〇八〇〇—二三一—七〇五

（〇二）二三〇四—七一〇三

讀者服務傳真 —— 〇二）二三〇四—六八五八

郵撥 —— 一九三四四七二四時報文化出版公司

信箱 —— 台北郵政七九～九九信箱

時報悅讀網 —— http://www.readingtimes.com.tw

電子郵件信箱 —— books@readingtimes.com.tw

第三編輯部
風格線臉書 —— http://www.facebook.com/bookstyle2014

法律顧問 —— 理律法律事務所 陳長文律師、李念祖律師

印刷 —— 詠豐印刷有限公司

初版一刷 —— 二〇一五年十一月十三日

定價 —— 新台幣 三五〇 元

你不知道的自然療法：寶石能量給你的 10 個身
心靈療癒 &9 個開運方法 / Eddie,YoYo 著 . -- 初版 .
-- 臺北市：時報文化 , 2015.11
　面；　公分
ISBN 978-957-13-6433-9(平裝)
1. 另類療法 2. 寶石 3. 能量
　　　　　　　　　　418.99　　　104020280

Printed in Taiwan